5分钟
懒人瘦身法

2条毛巾搞定一切减肥难题

(日)福辻锐记——著

刘 超——译

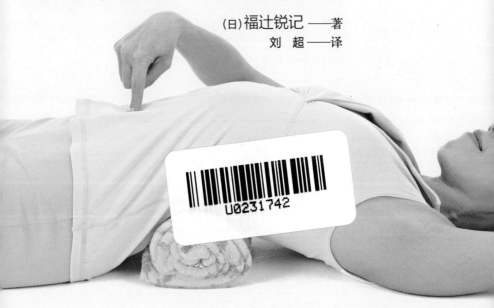

江苏科学技术出版社　凤凰含章

FUKUTSUJISHIKI NERU OSU BI DIETHO
Copyright ©Toshiki Fukutsuji 2012
All rights reserved.
Originally published in Japan by Seiryu Publishing Co,.Ltd.
Chinese (in simplified character only) translation rights
arranged with Seiryu Publishing Co,.Ltd. Japan
through CREEK&RIVER Co.,Ltd. And CREEK&RIVER SHANGHAI Co., Ltd.

江苏省版权局著作权合同登记 图字：10－2014－076号

图书在版编目（ＣＩＰ）数据

5分钟懒人瘦身法 /（日）福辻锐记著；刘超译. ——
南京：江苏科学技术出版社，2014.5
（含章·品尚生活系列）
ISBN 978-7-5537-2929-9

Ⅰ.①5… Ⅱ.①福… ②刘… Ⅲ.①减肥－基本知识
Ⅳ.① R161

中国版本图书馆 CIP 数据核字 (2014) 第 041574 号

5分钟懒人瘦身法

著　　　者	（日）福辻锐记	
译　　　者	刘　超	
责 任 编 辑	樊　明　　葛　昀	
责 任 监 制	曹叶平　　周雅婷	

出 版 发 行	凤凰出版传媒股份有限公司
	江苏科学技术出版社
出版社地址	南京市湖南路 1 号 A 楼，邮编：210009
出版社网址	http://www.pspress.cn
经　　　销	凤凰出版传媒股份有限公司
印　　　刷	北京旭丰源印刷技术有限公司

开　　本	880mm x 1230mm　　1/32
印　　张	5
字　　数	60千字
版　　次	2014年5月第1版
印　　次	2014年5月第1次印刷

标 准 书 号	ISBN 978-7-5537-2929-9
定　　价	32.80元

图书如有印装质量问题，可随时向我社出版科调换。

前　言

　　岁月不饶人，对于女人而言是一种残酷。随着年龄的增长，女性的生理机能会逐渐减弱，人容易发胖，尤其是产后的女人表现得更明显。一般来说，女性在 30~40 岁时生理代谢已经开始减弱，50 岁左右则进入更年期，在这个期间，女人稍不留意就可能胖得一发不可收拾。不少女人都是因为这种因素，将自己陷入无论采用何种瘦身方法都无法瘦下来的窘境。若是不慎使用那些不利于健康的极端瘦身方法，甚至会引发全身乏力、贫血、四肢冰冷、容易感冒等问题，这样减肥自然而然也无法长期坚持了。为了瘦身而牺牲身体健康，实属本末倒置。

　　那么，究竟有没有一种瘦身方法，既可以保证身体健康，又能让人中途偶尔出现间断也能长期坚持下去呢？

　　当然有！那就是我在本书中向大家重点介绍的"平躺瘦身法"和"按压瘦身法"。这两种方法，都是我在接诊了大量患者后，结合实际情况总结出来的，每日只需进行 1~2 次，每次只需 5~10 分钟即可，也可根据自身状况酌情增加时间，易于坚持，效果显著不反弹，配合本书所介绍的"不会发胖的饮食习惯"，结合自身实际适量摄食，可有效帮助广大女性充分保证身体健康，塑造身体曲线，散发迷人风采。

ASUKA 针灸治疗院院长　福计锐记

目录

Introduction

第一课 **course 1** 采用"平躺瘦身法"，
让你在一周内极速瘦身 **16**

◇ Column 骨骼外扩变形？身体老化是元凶 17

便秘 / 体寒 / 腰痛 / 肩周炎 / 失眠

第三课　**course 3**　不做美食的奴隶，
怎么吃都不会胖的健康瘦身法　　　**142**

"肥胖" 究竟是怎么一回事?

　　爱美之心人皆有之，对众多女性来说，拥有苗条的身材永远是她们一生的追求。在我接诊的患者中，就有许多女性对自己的身材十分不满，不止一次向我提出："医生，能不能让我再瘦一点儿？""医生，我觉得自己好胖，您能帮帮我吗？"她们对改善身材的渴望溢于言表。

　　然而，大部分女性恐怕并不了解，自己是否已经受到了肥胖的威胁。我接诊过不少被肩周炎和腰痛病困扰的患者，她们都浑然不知引起这些症状的元凶就是肥胖；另外，也有很多拥有标准身高，体重只有 40 千克却还想变得更瘦的年轻女孩，以为这样才能突显个人魅力。殊不知，个体的肥胖或苗条，往往会受到精神层面因素的影响，随着时间增长，盲目追求苗条的心态极可能激发神经性厌食症或神经性贪食症，反而会对健康造成十分严重的伤害。

一般来说，真正意义上的"肥胖"，是指皮下脂肪或内脏脂肪含量超出人体健康标准。而脂肪聚积部位则受遗传因素影响，多为脸部、小腹、臀部、大腿等女性最不希望发胖的部位。

　　除了脂肪聚积外，水肿也会让身材变得肥胖臃肿。所谓水肿，是指人体因肾功能或排泄功能降低引发水代谢障碍，导致水分淤积于体内的一种病态。虽然水是人类赖以生存的元素，但若淤积在体内，则有百害而无一利。水肿的人容易出现畏寒怕冷的症状，同时身体会启动防御机制，大量囤积脂肪以产生更多热量，从原本的"假性肥胖"转变为脂肪聚积的"真性肥胖"，无论是对外形或是健康都会产生不利影响。

Introduction

导致肥胖的元凶
——代谢功能低下·骨盆
外扩·受寒

●

　　说起导致肥胖的原因，无节制的饮食＋疏于运动是毫无疑问的 No.1。不常运动的人因为不运动，其摄入的能量会远远高于消耗的能量，多余的热量就会转化为脂肪，聚积在体内。同时，由于人体的基础代谢率（人体在非活动状态下维持生命所需消耗的最低能量）会随着年龄增长而逐渐降低，若年长者仍保持年轻时的饮食规律，自然会在体内积存大量多余热量，从而变得肥胖。

　　另外，年龄的增长还会导致女性骨盆外扩，导致位于骨盆内的脏器下移，影响正常代谢，从而诱发肥胖（参考20~21页）；若内脏功能低下，也会导致人体代谢与排泄不畅，造成体内毒素淤积，长此以往极易造成病态的肥胖。

然而，凡事都具有两面性，脂肪也并非一无是处。在剧烈运动中，它能适当地转化为运动所需能量；若身处极寒环境，它就像是储藏能量的魔法瓶，保护我们的身体组织免受寒冷侵害。脂肪含量高的人，体内产生的热量难以散失，容易导致体温上升；而人体为了调节体温，会主动启动体温调节机能，也就是分泌汗液。因此，肥胖者容易出汗，并非新陈代谢顺畅，而是体内热量被锁在脂肪层内部无法散发，迫使人体进行体温调节而大量出汗。

温暖
呵护
下半身

　　对女性而言，肾脏、子宫、卵巢等部位都极易受寒。体内淤积的水分会引发寒凉症状，导致肾脏受寒，子宫和卵巢也会因此受到损伤。尤其是作为承担着过滤尿液、维持水平衡的肾脏一旦受寒就有可能产生各种不良症状。因此，只要确保身体不受寒凉侵害，肾脏及子宫的生理功能就能得到显著提升，很多女性朋友在怀孕期间喜欢泡温泉，就是这个道理。

产后肥胖，谁之过？

在婴儿出生那一声啼哭响起的时候，相信所有成为母亲的女性都会感到由衷的开心与喜悦，但随之而来的产后肥胖，也是令众多女性头疼不已的问题。在分娩过程中，当婴儿从子宫通过产道娩出时，产妇的骨盆会扩大；分娩结束后，扩大的骨盆会逐渐从左右两端开始逐渐缩回，大约一个月时间可恢复原状。在这段期间，产妇务必要安心静养，尽量避免一切运动。在西藏，刚生完孩子的产妇是绝对不能行动的，这个当地的习俗流传至今；而在过去的日本，也有着"产妇生产三周后必须躺在床上"的说法，也就是我们俗称的"坐月子"，它能减轻生产对身体造成的沉重负担和缓解疲劳，这样才不会影响到身体的健康。但是，随着现代社会生活节奏的加快，不少产妇在生产后短短几日就急于出院，却不知此时骨盆仍处于扩张阶段，尚未完全恢复，若不加以休养，极易导致骨盆无法顺利恢复，从而诱发肥胖。在月子期间，产妇为了保证奶水充足与身体健康，必须大量摄入营养，胃容量也会在这段时间随着食量的增大而扩大，体内的脂肪积聚不可避免，若再不科学地保养身体，体型上的肥胖势必一发不可收拾。

　　除了上述因素之外，夜间哺乳也是引发产后肥胖的重要原因之一。由于产妇在月子期间大量摄食会导致血糖含量增高，促使胰腺分泌大量胰岛素以控制体内血糖含量维持在正常状态，往往会出现胰岛素过量分泌的情况。这些过量的胰岛素会帮助肝脏合成多余脂肪，从而引发肥胖。

　　说到这里，也许会有读者疑问，即便如此，这又与夜间哺乳有什么关系呢？关系可大着呢！一般来说，人体睡眠状态下，会在凌晨2~3点时间段分泌大量的生长激素，而它们就是促进脂肪分解的最大功臣！若是产妇在这个时间段因夜间哺乳而无法得到充足睡眠，会极大影响生长激素的合成，肥胖自然会接踵而至。

不会反弹的瘦身秘诀
——"量力而行，持之以恒"

我常常听到不少女性向我抱怨，自己明明节食了也加大了运动量，但体重为什么只是稍微下降了一点点，甚至有些人不但没有减下来，反而比节食之前更加肥胖了，为此许多人感到非常苦恼。其实这就是我们常说的"减肥反弹"。

早在三十年前，社会就进入了富足时代，曾经衣不蔽体食不果腹的日子早已一去不返，但那个穷苦年代造就的忍饥耐饿的基因却代代相传至今，在身体感觉到摄入食物量不足时，就会自动激发保护机制，开始在体内储藏能量，这就是很多人短期内大幅控制食量体重却不降反升的原因之一。

那么，什么样的瘦身方法既健康又不用担心反弹呢？归纳起来就是"量力而行，持之以恒"，选择符合自身情况的方法坚持下去才是重点。如果是喜欢运动的人，可以选择舞蹈或慢跑；如果是不爱运动的人，就可以采用本书提到的"平躺瘦身法"来达到瘦身效果，无论是以每日一次为目标还是每周两次为目标，只要符合个人情况就没问题。

另外，饮食方面也无需作太严苛的限制，在之后的章节中我们会详细介绍不会肥胖的正确饮食方法（参照144~155页）。你可以在进食过程中细嚼慢咽以尽快产生饱腹感，也可以在主菜之前先食用蔬菜，确保血糖不会急剧增高，无论哪一种做法，都能起到瘦身效果。

Introduction

健康瘦身三要点

所谓瘦身，其实就是一种为了改善身体因肥胖而引发的各种病症的饮食疗法。但是当下充斥于社会上的各种瘦身法，往往只重视采用各种极端方法让身体瘦下来，完全忽略了人体的健康需求，导致不少瘦身心切的朋友最终虽然瘦了下来，但健康也受到损伤，实在是得不偿失。瘦身，若是不能让人体恢复健康，则毫无意义。

那么，该如何判定身体健康与否呢？首先要看身体的柔软程度，其次可以从爬楼梯时的喘气和心跳频率来判断，另外还可以根据睡眠质量、排泄功能、呼吸状况、肺活量等各项指标来进行确认。基本上，但凡呼吸绵延悠长者，身体状况绝对不会坏到哪去。若以上几个指标有多项不合格，那么，就必须认真考虑瘦身的相关事宜了。

本书中所提到的健康瘦身要诀有以下三点：

① 收束骨盆，拉伸脊骨，调整骨盆和内脏器管至正常位置。

② 按压小腹各穴位，消除不良症状，促进身体新陈代谢。

③ 不刻意限制饮食，按照不会肥胖的健康饮食习惯进食。

　　上述健身方法是非常有益于身体健康的，只要持之以恒也不会出现反弹情况。按照这一方法，最初不必完全依照上述三条执行，只需先从 1 或 2 中挑选一项或是两项进行即可，但是一旦开始执行第三项，就一定要持之以恒，将第三项要点完全融入自身生活习惯中才行。

让你
在一周内
极速瘦身

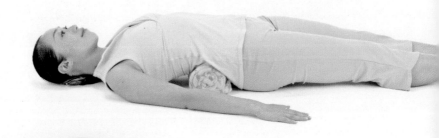

course 1
第一课

　　将布枕抵在腰部，身体平躺，每日只需5分钟就能有效收缩骨盆，达到惊人效果！轻松享"瘦"，让您时刻充满活力，健康瘦身无烦恼。

骨骼外扩变形？
身体老化是元凶

　　随着人的年龄增长，不仅是骨盆，其他部位的骨骼也会因老化和疲劳而相继出现外扩现象，若不及时采取措施重新矫正变形的骨骼，会对身体造成非常严重的影响。很多学生在临近考试前都会绑上头带做连夜突击复习，并不是因为绑头带能在心理上激励自己那么简单，更重要的是，绑上头带可以收束头盖骨，使脑细胞活性化，若头盖骨因人体疲劳而外扩，就会影响集中力，导致记忆力低下。

　　不仅是头盖骨，指骨疲劳也会出现外扩，我们常看到网球选手在手腕上缠有布条，这就是为了防止指骨因疲劳而外扩；同理，士兵的脚部也缠有绑腿，这样既不容易感到疲劳，行军过程中也会更加轻松。采用"平躺瘦身法"，不用这么麻烦也能达到收束骨盆矫正骨骼的效果，每日只需短短时间，就能收到意想不到的效果。

骨盆外扩也会胖？
原理大解惑

　　导致肥胖的原因多种多样，其中一个很重要的因素就是骨盆或骨骼的变形。无论是骨盆外扩，亦或是骨骼变形，都会导致内脏不断向下移位，从而形成小肚子。

　　作为人体不可或缺的重要部分，脏器移位势必导致其功能受损，引发的代谢不畅会导致脂肪无法充分消耗。淋巴与血液循环不畅则会导致代谢废物沉积体内无法排出，日积月累，就会形成毫无曲线的矮胖体型。

　　作为支撑人体上半身与下半身的器官，骨盆的重要性不言而喻。日常各种不良的坐行姿势，都会导致骨盆外扩乃至变形，轻则引发肥胖，重则导致全身骨骼变形。因此，为了保证骨盆紧缩不变形，平时就要养成正确的坐行姿势，时刻注意用力拉伸背部肌肉，使上身保持挺直。

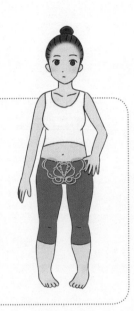

- ◉ 形成小肚子
- ◉ 内脏向下移位
- ◉ 髋关节外扩
- ◉ 大腿外分
- ◉ 腿部变形，脚踝肥胖

骨盆
外扩的坏处

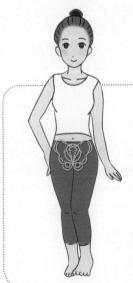

骨盆
紧缩的好处

- ◉ 小腹平坦
- ◉ 曲线优美
- ◉ 内脏正常
- ◉ 髋关节正常
- ◉ 美腿迷人

躺着也能瘦！用布枕进行骨盆矫正是关键

了解骨盆对保持美好身材的重要性之后，相信女性读者们已经按捺不住跃跃欲试的心情了，那么，究竟怎么做才能收紧骨盆呢？若是在以前，要进行骨盆矫正只能前往专门的医院接受治疗，但是如今，我们有了即使足不出户也能轻松矫正骨盆的方法，那就是使用布枕进行"平躺瘦身法"！

"平躺瘦身法"的要求和步骤非常简单。先把毛巾卷成枕头的样子（具体步骤参见 36~39 页），然后身体紧绷平躺，将卷好的毛巾垫在骨盆下方，双手举过头顶伸直，双脚拇趾相触，脚跟分开呈八字形即可。这样的动作有什么意义呢？首先，"身体紧绷平躺，将卷好的毛巾垫在骨盆下方"，可以在拉伸脊椎的同时收紧骨盆，还能消除肚子上的赘肉；其次，"双手举过头顶伸直"，能对肋骨起到收束作用；最后，"双脚拇趾相触，脚跟分开呈八字形"可以收紧髋关节，是一个加快骨盆紧缩的过程。

其中特别值得一提的，就是收束肋骨这一步骤。众所周知，我们的胃位于腹腔内侧，是容纳食物的器官，当人体摄入食物，就会使胃膨胀起来。肋骨外扩角度越大，腹腔内可供胃膨胀的空间也会越大，从而变相地助长了人们过量饮食的不良习惯；相反，若肋骨得到收束，则腹腔内可供胃膨胀的空间就会缩小，有助于控制进食量，会明显提高瘦身效果。只要按照上述基本要求练习"平躺瘦身法"，有助于缩紧骨盆和肋骨，矫正髋关节的变形，让身体远离肥胖。

与其他瘦身方法相比，"平躺瘦身法"还具备轻松省时的优点，每日只需进行一次，每次只需5分钟，可根据自身身体情况自行决定运动次数；若是体力比较好的人，也可以将每次运动时间延长至10分钟，以腰部不会出现酸痛感为宜。而且，在"平躺瘦身法"中，即使因为偷懒而间断数日运动也不会造成特别大的影响，只要能长期坚持下去，就一定能在不继续增重的情况下一点点瘦下来。

事实上，采用"平躺瘦身法"的朋友们，往往在进行过1次运动后，就会显示出腰部尺寸有所减少的效果。长此以往，随着骨盆逐渐缩紧，腰部尺寸也会越来越小，当骨盆完全恢复正常并定型后，身体曲线也会发生翻天覆地的变化，你甚至无法相信，自己原来的裤子和裙子竟是如此宽大；因此，为了更有效地激励自己，希望女性朋友们最好每天都记录下运动前后的腰围数据，相信这两组截然不同的数字定能激励大家坚持下去，实现完美身材，加油！

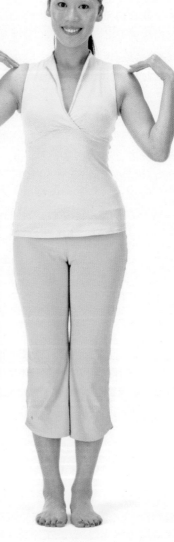

检查
身体变形
部位

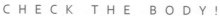

CHECK THE BODY!

　　除了骨盆之外，骨盆矫正术对身体其他部位的变形症状也有矫正效果。

　　"我的身体十分健康，根本不用担心变形什么的。"抱有这种想法的人数不胜数，真正拥有左右对称体型者却寥寥无几。绝大部分人都存在肩膀高低不对称或是双腿长短不一样之类不甚明显却不可避免的身体变形症状，而这些症状，往往是因骨盆变形引起的。接下来，请尝试完成下列测试，对自己的身体变形程度进行初步估计。

　　若满足其中4项或以上，那么你的身体很可能已经出现了比较严重的变形。

　　不要犹豫，赶紧拿起手中的布枕，按照"平躺瘦身法"开始进行骨盆矫正吧。

脸部

- □ 双眼位置左右明显不对称
- □ 左右两耳位置不同
- □ 口鼻歪斜
- □ 下巴线条左右不对称

上半身

- □ 双肩高度不一致，且其中一肩向前突出
- □ 乳房左右位置明显不对称。
- □ 肋骨最下部线条左右明显不对称
- □ 肚脐不在身体中线上。
- □ 髋骨左右高度不对称。

下半身

- □ 站立时膝盖骨朝向不对称
- □ 仰躺时两腿开合角度不对称

下半身

☐ 盘膝而坐会感觉舒适
☐ 侧身坐会感觉舒适

平躺

☐ 绷紧膝盖单脚抬起不会觉得费劲
☐ 侧卧会感觉舒适

站立

☐ 左右晃动身体，身体易向某一方倾斜
☐ 闭上眼睛单脚站立时间不超过 10 秒钟
☐ 闭上眼睛跳跃会大幅偏离原地
☐ 闭上眼睛无法走直线

其他

☐ 走路时裙子或裤子会左右偏移
☐ 走楼梯时总是被同一只脚绊倒
☐ 闭上眼睛双手食指相互碰触，指尖会错开
☐ 鞋底磨损程度不一致

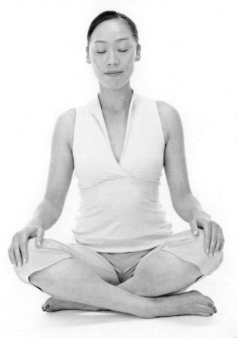

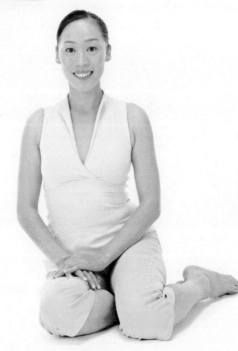

检查
骨盆外扩
情况

CHECK THE BODY!

　　导致身体变形并引发肥胖的罪魁祸
首就是骨盆外扩。接下来请试着检查一
下骨盆的外扩情况吧。

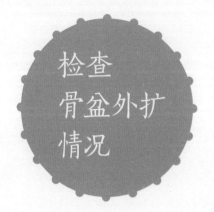

　　让身体平躺，分别做出张开双腿使膝盖外侧
紧贴床面（图 A）以及夹紧大腿内侧，使膝盖内侧
紧贴床面（图 B）这两种姿势，若感觉图 A 所示姿
势比较舒适，则骨盆很可能已出现外扩。

➤　若难以如图 B 所示同时分开双脚，也可以选
择单腿蜷曲姿势。

2

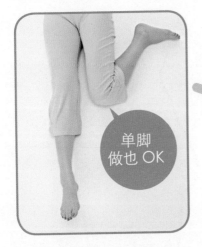

单脚
做也OK

　若双腿同时做 B 动作感到不
适，单脚做该动作也没问题。

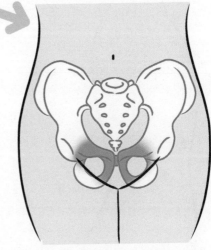

　若耻骨极度外扩或外凸，则
骨盆很可能已出现外扩。

B

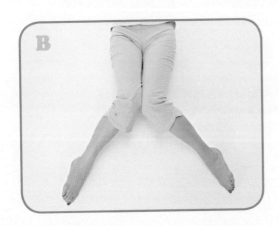

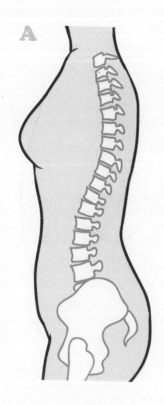

A

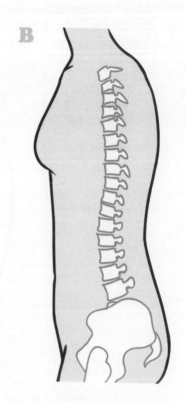

B

3

　　从侧面仔细观察用力拉伸背部肌肉时的身体曲线，若呈现自然的S型（插图A），则一切正常，若无法呈现腰部曲线（插图B），则骨盆很可能已出现外扩。

4

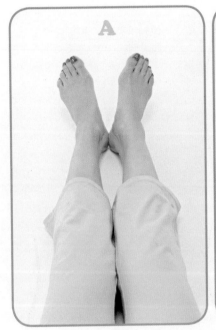

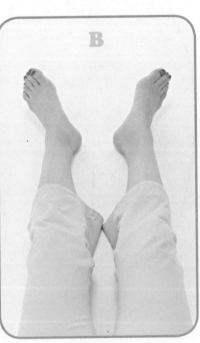

　　身体平躺，伸直双腿，放松双脚，若脚后跟自然张开角度小于90度（图A），则一切正常，若张开角度很大（图B），则骨盆很可能已出现外扩。

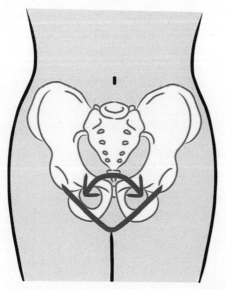

A

5

　腹股沟（大腿根部与下腹部相连接的三角形凹沟）的角度若在90度左右（插图A），则一切正常，若角度大于90度，则骨盆很可能已出现外扩。

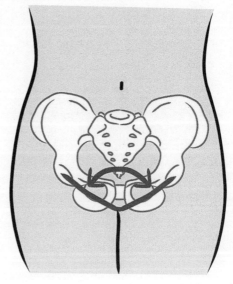

B

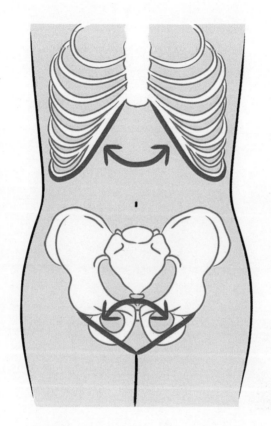

6

比较肋骨的角度与腹股沟的角
度，若腹股沟角度较大，则骨盆很
可能已出现外扩；另外，若肚脐下
方的赘肉多于肚脐上方，也可能是
骨盆外扩的征兆。

7

双腿站直，身体用力前倾
至手掌贴地。再举起双手，绷
紧身体用力后仰。以上两种姿
势，若感觉前倾比后仰更舒适，
则骨盆很可能已出现外扩。

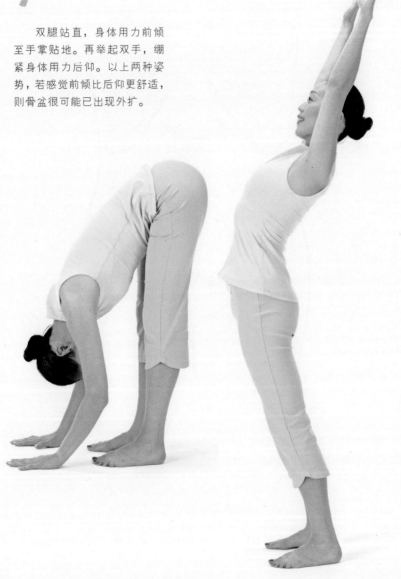

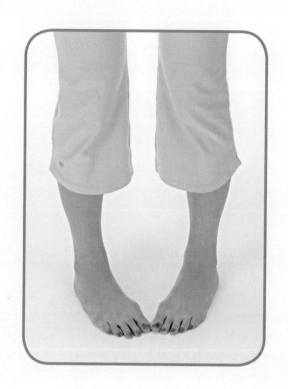

8

双腿直立，绷紧膝盖，脚尖尽量朝大腿内侧并拢，若感觉不适，则骨盆很可能已出现外扩。

只需四步

轻松制作骨盆矫正枕

在进行"平躺瘦身法"之前，我们需要制作一个骨盆矫正枕。制作方法非常简单，只需将2条浴巾叠在一起并卷起来，然后用绳子进行固定即可，这样制成的布枕既不会太过柔软，也不会让人觉得硌得慌，对人体起到的刺激作用恰到好处。若是用脏了，将绳子解开就能进行洗涤，方便卫生。有条件的话，最好预先制作2个布枕以便于轮换，这可是在"平躺瘦身法"和"静坐瘦身法"之中最重要的宝贝。

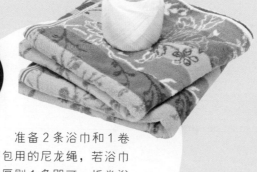

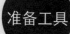
准备工具

准备 2 条浴巾和 1 卷
打包用的尼龙绳，若浴巾
较厚则 1 条即可。折卷浴
巾时，要注意将圆柱形布
枕的直径控制在 10~12
厘米。

1 用力折卷浴巾

将 2 条浴巾折 4 下，从其中一头开
始折卷。由于最初折卷处是布枕中心部
位，所以卷第一次时，务必要用力折卷，
以确保完成的布枕足够结实。

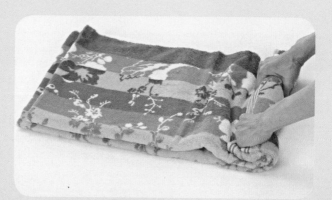

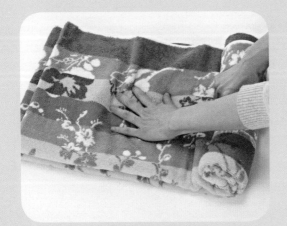

2 单手压住浴巾继续折卷

在我们的瘦身法中，布枕要承受相当大的重量，为了确保布枕不会在运动过程中散开，将浴巾卷了两次之后，务必用单手压住浴巾继续折卷，使每一层之间没有空隙，这样布枕就会更结实。

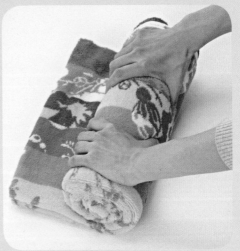

3 折卷最后注意厚度均匀

为了防止浴巾偏折或从侧面漏出，在即将折卷完成时，一定要多加注意，直径以10~12厘米为佳，略小于该数值也无妨，只要在平躺使用时腰部不会感到疼痛即可。

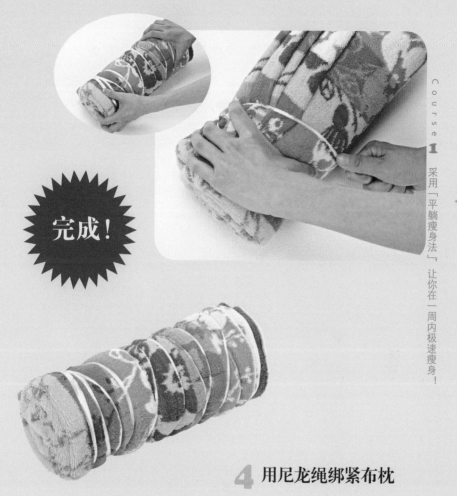

完成！

4 用尼龙绳绑紧布枕

将尼龙绳捆绑在布枕一头，缠绕1~2圈后朝另一头斜向交叉捆缚，确保布枕不会出现松垮现象，然后打结。

"平躺瘦身法" 之 实践篇

1 垫好布枕

　　将布枕放在臀部处，然后上身缓缓躺下，确保平躺时布枕正好垫在于腰部即可，使用这个方法，可以随时调整布枕位置，起到减轻体重，拉伸腰肢，使骨盆恢复正常的作用。

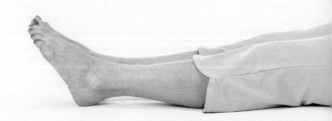

坐在铺有薄毛毯的木质床上，绷紧双腿和背部肌肉，将布枕放在臀部位置。若选择质地柔软的厚毛毯或有弹性的床，会导致身体平躺时腰部下陷。

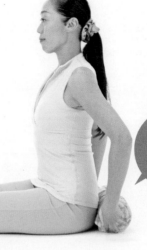

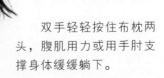

正好放在臀部

双手轻轻按住布枕两头，腹肌用力或用手肘支撑身体缓缓躺下。

2 平躺

　　将布枕放在臀部处，然后上身缓缓躺下，确保平躺时布枕正好垫在于腰部即可，使用这个方法，可以随时调整布枕位置，起到减轻体重，拉伸腰肢，使骨盆恢复正常。

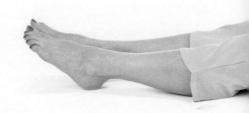

布枕放在
肚脐正下方

　　放置布枕的位置，应该在腰部略下，肚脐正下方处；由于体重完全集中在布枕上，会对骨盆外扩部分施加压力促进其缩紧，对脊椎也能起到延展作用。

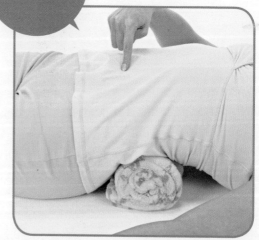

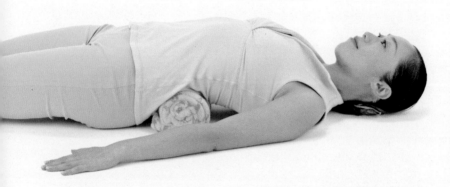

平躺时，可以随时调节布
枕的位置，只要身体完全放松，
不仅能收缩小腹，还能改善脏
器移位症状。

3 双脚呈八字形

骨盆位于身体中心部，连接上、下半身。将布枕垫在腰部平躺时，若脚尖用力向内侧并拢，会促使腰部以下骨骼向内收拢，从而缩紧骨盆。

平躺时，全身放松，将双脚打开与肩宽齐平，但是切不可保持脚尖向外的姿势平躺，这样会导致骨盆始终处于扩大状态，因此必须要并拢脚尖。

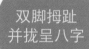

双脚拇趾
并拢呈八字

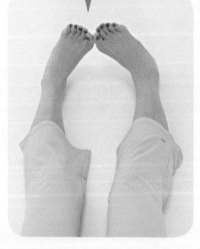

两脚拇趾并拢呈八字形，能收束下半身骨骼。若维持这一姿势让身体感到疲劳，可随时放松双脚进行休息。

4 双手做欢呼动作

骨盆外扩会导致肋骨及上半身骨骼外扩，将双手举过头顶做欢呼动作，可以延展脊椎，收束上半身骨骼；若在欢呼动作的基础上将双手并拢，则效果更好。

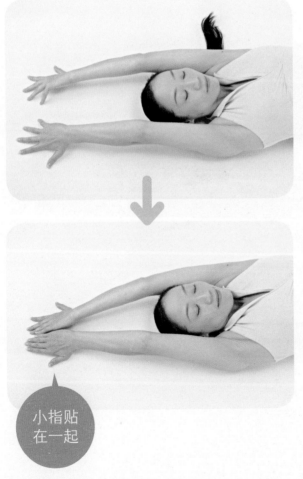

双手举过头顶，尽量伸直手臂做欢呼动作，同时手心向下，手指与床面接触，手肘向身体内侧偏转。

在维持欢呼动作的基础上，将双手小指紧贴在一起，会对手臂起到更好的拉伸作用，还能矫正肋骨变形，缩小胃部空间，更有效地收束上半身骨骼。

小指贴在一起

5 维持这一姿势平躺 5 分钟

将布枕垫在腰部，手脚充分绷直保持平躺姿势，只需 5 分钟，脊椎就能得到拉伸，手脚的骨骼会向内缩紧，骨盆也会逐渐恢复正常。每日最少要进行 5 分钟，也可根据个人状况适当增加运动次数。

身体感到
疲劳的话
就休息一下

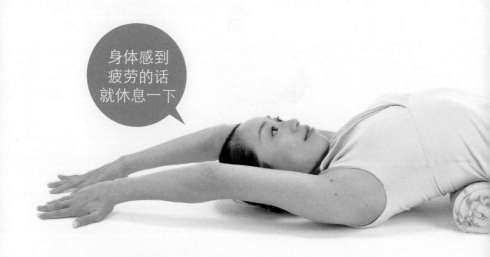

P O I N T

若腰或脊椎未感觉到疼痛，适当延迟一次运动的时间也是可以的，一旦感觉身体出现疼痛立即中止即可。每次增加 1~2 分钟，身体就会逐渐习惯。

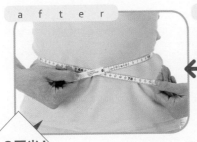
after

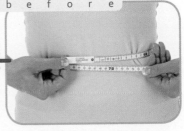
before

−2厘米！

一次运动 5 分钟，只是平躺就可能缩小 2 厘米的腰围，更有甚者会一次缩减更多，只要坚持下去，完美的腰部曲线就会完全定型。

感觉到骨盆受力

双脚偶尔打开也没关系

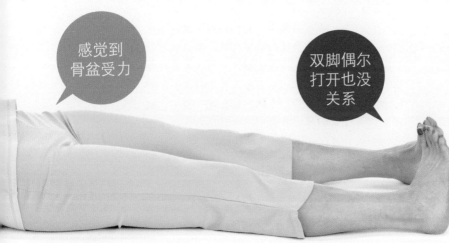

运动结束的起身动作

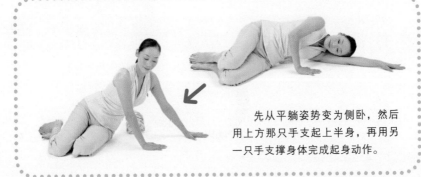

先从平躺姿势变为侧卧，然后用上方那只手支起上半身，再用另一只手支撑身体完成起身动作。

"平躺瘦身法" 之 应用篇

Style UP!

美体塑形

* * *

在实践篇中，我们介绍了如何通过
"平躺瘦身法"矫正骨盆，但是我相信
仍有很多女性并不满足于此，想要在矫
正骨盆的基础上更进一步对身体各个部
位进行塑形。没问题！在这一节中，就
让我们来试着更进一步利用布枕，实现
大家向往不已的"局部瘦身"吧。

> 保持
> 2~3 分钟

3 伸展下臂和脚尖

绷直脚尖，双腿并拢，下方那只手手
心贴床，缓缓伸过头顶并绷直，左右两侧
各保持侧卧状态 2~3 分钟即可。

W a k i b a r a

瘦 侧 腹

侧腹部赘肉会严重影响腰部曲线。只要将布枕垫在侧腹部，侧卧2~3分钟，就会达到显著效果！一定要试试哦。

Course 1 采用「平躺瘦身法」，让你在一周内极速瘦身！

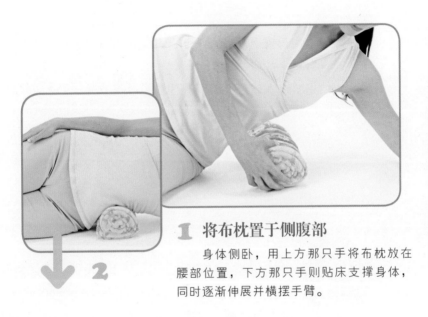

1 将布枕置于侧腹部

身体侧卧，用上方那只手将布枕放在腰部位置，下方那只手则贴床支撑身体，同时逐渐伸展并横摆手臂。

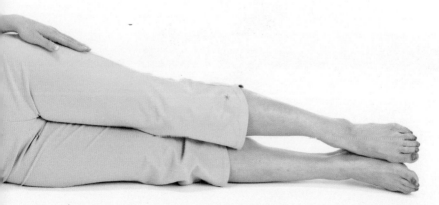

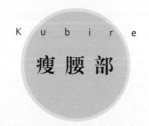

K u b i r e

瘦腰部

　　除了侧腹部赘肉之外，骨盆变形以及内脏向下移位也会破坏腰部曲线。针对这种情况，就要将布枕的位置稍微向上移动一些，这样就能收束肋骨，促进脏器位置恢复，重现腰部曲线。

保持
5分钟

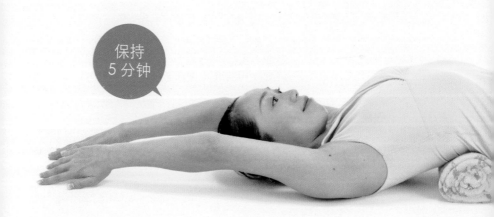

2 手心朝向床面

　　双手尽可能伸直，手心朝向床面，脚尖呈八字形，使得体重完全集中于布枕上，既能缩紧肋骨，又能促进脏器位置恢复，还能有效缩减腰围。

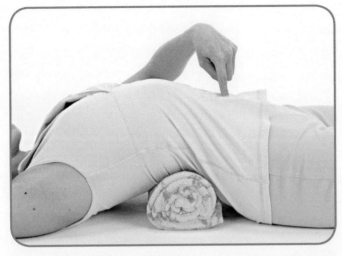

1 将布枕置于肚脐正下方偏上处

与前文提到的基本姿势不同，要收束肋骨的话，布枕应该放在肚脐正下方偏上处，以肋骨最下部的骨头为中心，然后就这样平躺下来，伸直手脚。

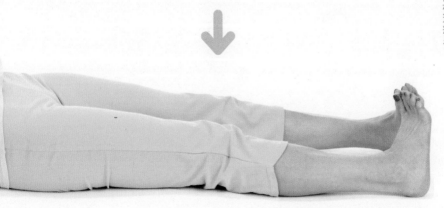

1 将布枕垫于腰部

布枕的放置位置与瘦腰时相同，都是在肚脐正下方偏上处，然后自然平躺，双手伸直，平放在离身体 20~30 厘米处。

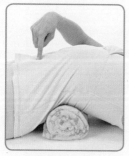

保持
1 分钟

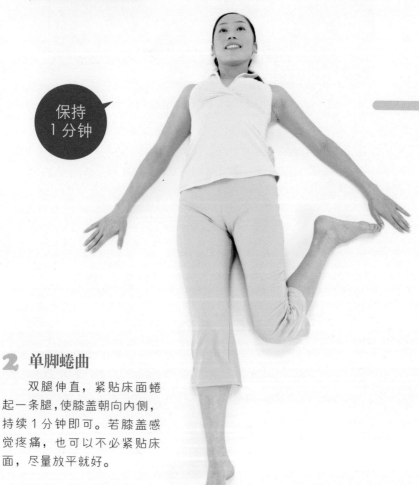

2 单脚蜷曲

双腿伸直，紧贴床面蜷起一条腿，使膝盖朝向内侧，持续 1 分钟即可。若膝盖感觉疼痛，也可以不必紧贴床面，尽量放平就好。

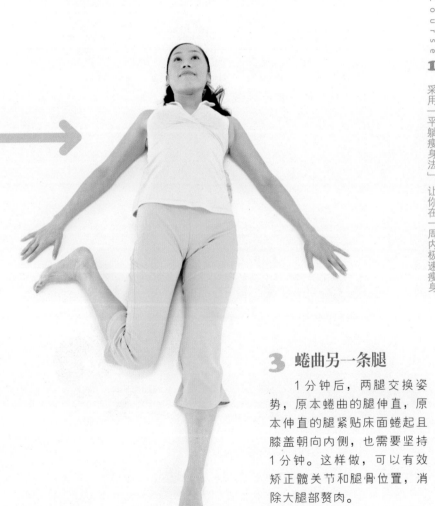

Futomomo

瘦大腿

骨盆外扩会导致髋关节及腿骨外扩，使腿部肌肉变得松垮，看上去更显肥胖。因此，只需缩紧骨盆和腿骨，就能得到一双曲线动人的美腿！

Course 1 采用「平躺瘦身法」让你在一周内极速瘦身！

3 蜷曲另一条腿

1分钟后，两腿交换姿势，原本蜷曲的腿伸直，原本伸直的腿紧贴床面蜷起且膝盖朝向内侧，也需要坚持1分钟。这样做，可以有效矫正髋关节和腿骨位置，消除大腿部赘肉。

51

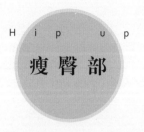

H i p u p

瘦臀部

　　骨盆运动是由耻骨进行调节的，适当对其施加压力可以有效收紧臀部。与之前的平躺姿势不同，瘦臀部需要俯卧进行运动，可以有效拉伸身体内侧的肌肉。

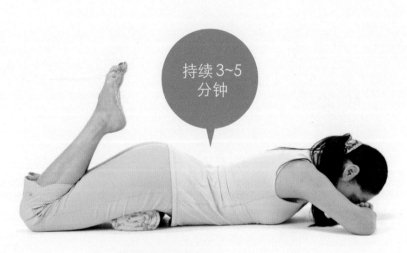

持续3~5
分钟

1 俯卧并弯曲双脚

　　将布枕置于耻骨下方，也就是臀线最高处的正下方后进行俯卧，手腕交叠垫在额下，两脚向上弯曲，使小腿尽量贴近大腿，持续3~5分钟。

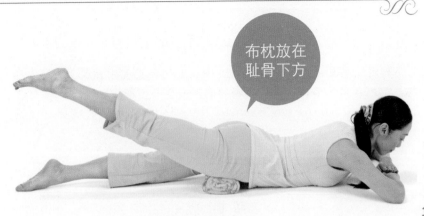

布枕放在
耻骨下方

3 伸直双腿单脚向上抬起

如果还想追求更好的效果，那就请伸直双腿，单
脚向上抬起，持续 10 秒钟，然后换腿进行相同动作，
交替进行数次即可。这样做的效果虽然较之前两者更
出色，但对身体负担较大，因此不要勉强行事。

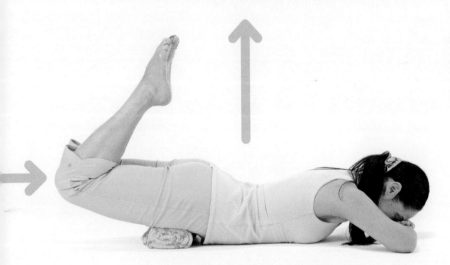

2 弯曲双脚时双膝悬空效果更佳

在上述姿势的基础上，尽量抬起双膝远离
床面，这样可以收紧大腿内侧肌肉、臀部肌肉
及腹肌，效果会更加明显。

保健养生有奇效

若骨盆得到缩紧并恢复原状，不仅能让体型变得苗条，还能改善身体上的各种小毛病，同时对精神层面也会产生积极影响。

肩周炎及腰痛

所谓"牵一发而动全身"，指的就是人体各部位之间密切相关的关系。对大多数人来说，肩部和腰部都是平时自己很难按摩到的部位，但是若使用布枕进行全身性的运动，在拉伸背肌和胸肌的同时也能舒缓肩部和腰部，从而轻松解决这两个部位的酸痛不适问题。

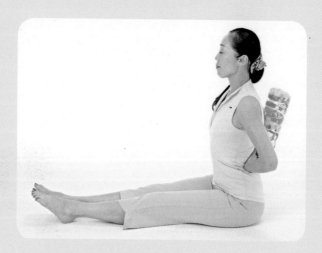

1 将布枕纵向置于背部中央

上身直立坐于床上，伸直双腿和背肌，将布枕纵向置于背部并调整位置，使其正好处于左右肩胛骨的中间位置，随后双手握紧布枕下方以固定位置。

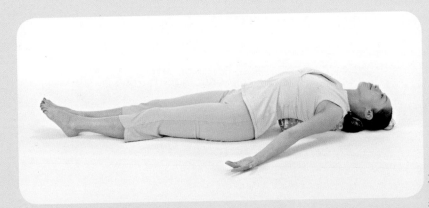

2 上身自然平躺

　　上身自然平躺之后，双腿自然伸直，双手离开布枕，自然横放于身侧并打开，然后暂时维持这一姿势，感受脊椎骨得到拉伸的感觉。

持续
3~5 分钟

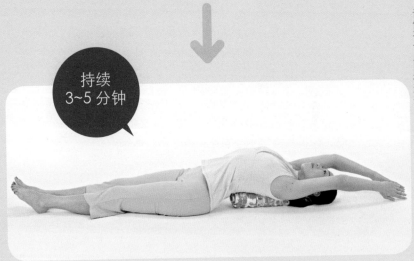

3 双手做欢呼动作

　　双手举过头顶，手心朝向床面，持续 3~5 分钟，可以拉伸胸部肌肉，使腰部和肩部肌肉也得到放松，对上臂肌肉也有很好的拉伸效果。

更多的健康美容效果

Benpi

便秘

缩紧骨盆有助于下垂的肠道恢复原状，从而顺利排便。

所谓便秘，是指肠道内积聚粪便无法排出的一种病理状态。由于大肠是离骨盆最近的内脏，若骨盆变形外扩，会直接导致大肠向下移位，排泄功能变得迟钝，从而容易产生便秘症状。

为了使肠道恢复正常，现在就开始缩紧骨盆吧，你很快就能感受到便秘消除的舒畅感。

皮肤粗糙

矫正耻骨变形，改善内分泌失调。

人体一旦出现内分泌失调，就容易出现皮肤干燥、粉刺、痘痘等各种皮肤问题，这一切都和骨盆前部的耻骨有着密不可分的联系。只要矫正了外扩变形的骨盆，耻骨自然就能恢复原位，使内分泌得到平衡，重现光滑紧致的细腻肌肤！

容易疲劳

矫正脊椎变形，改善脏器功能，让人精神百倍。

脊椎变形会引发内脏功能低下，导致人体消化吸收能力衰减，代谢不畅，降低肝脏和肠道的解毒与排泄功能，使得各种代谢废物堆积在体内，令人产生强烈的疲劳感，引发多种生理问题。因此，想要让内脏重新焕发生机，关键在于收缩骨盆，纠正脊椎变形，使脊椎得到拉伸，确保椎神经不受压迫。

浮肿

小肠和肾脏功能提升,
就能促进水分代谢。

众所周知,肾脏的功能就是过滤人体内的水分,将多余水分转化为尿液排出体外。一旦受寒,就会导致其水分代谢功能大幅降低,致使水分瘀积在体内,进而出现水肿。而小肠位于骨盆内侧,其作用是吸收营养,进而使身体得到热量。只要骨盆得到矫正,小肠功能就能得到提升,可以向全身各部传递更多的热量;一旦身体感到温暖,肾脏功能也会相应提高,从而消除浮肿症状。

花粉症

肠道位置正常,则人体
免疫力提升!
对花粉症也有显著效果。

花粉症是过敏反应的一种,是因人体免疫功能对花粉产生过度反应引发的病症,免疫功能的强弱则取决于肠道的状态,肠道健康,则免疫力上升。若骨盆外扩,会导致肠道位置下移,使得免疫力下降。因此,要提升免疫力,首要一点就是收缩骨盆,让肠道恢复原状,这样才能加强自身免疫力,自然能大大减轻花粉症的患病几率。

改善情绪效果好

使用"平躺瘦身法",能收紧骨盆,矫正变形,对精神方面的不良状态也有意想不到的改善之效。

忧郁

骶椎变形会影响大脑导致心情忧郁,进行矫正后能明显感受到心情愉悦。

骶椎位于脊椎下端的骨盆中心,是支撑脊椎以及所连接的颅骨的重要骨骼,若骶椎变形,产生的不良影响会通过脊椎直达颅骨乃至大脑,引发负面情绪。因此,经常因琐事感到莫名忧郁的人应该试着矫正骨盆,骨盆中的骶椎得到矫正,大脑会受到积极的影响,从而使心情变得愉悦。

自主神经失调

髋椎变形会引发多种不良症状，
进行矫正后自主神经即可恢复正常。

脊椎包括骶椎连接丰富的神经组织，对自主神经有着重要影响，若骶椎变形，就会导致自主神经出现紊乱，从而引发头痛、身体乏力、心情低落等全身症状，也就是"自主神经失调"，一般多发于更年期人群。通过矫正骶椎，有助于调节自主神经，有可能减轻上述一系列不良症状。

急躁

矫正骨盆有助于提高肝功能，
平复急躁心情。

日本医学研究表明，内脏功能好坏对性格有直接影响，如肝功能受损者就具有很明显的易怒倾向。因此，经常感到心情急躁者，最好检查一下自己的肝功能是否出了问题；反之，肝功能优良者往往性格温和，能时刻保持冷静。若想快速修复肝功能，缩紧骨盆使肝脏位置恢复正常才是最有效率的方法。

被称为"神之骨"的骶骨，
是各种神经信号的传输源头

位于骨盆中心的骶骨，一直以来有着"仙之骨"、"神之骨"等美名。在交通事故中，若其他部位的骨骼遭到破坏，都可以使用陶瓷制人造骨骼代替，唯独骶骨不可以，充分说明了其在人体中不可替代的重要性。

骶骨由5个骶椎融合而成，结构十分精密，起到传输各种神经信号的作用，甚至有说法称骶骨还能接受外界传来的声音，其结构之精密简直就像是一个微型大脑，无愧于它"神之骨"的名号。

骶骨的末端就是尾骨，其中包含着丰富的神经组织与大脑相连，若臀部着地狠狠摔一跤，毫发无伤的头部也会感受到针刺般的痛感，这就充分说明了它与大脑间的密切联系。无论是骶骨还是尾骨，都是人体中至关重要的骨骼，且都位于骨盆，骨盆对人体的重要性由此可见一斑。

想要时刻瘦身?

试试"静坐瘦身法"

无论是工作中还是阅读时，"静坐瘦身法"的效果绝不输于"平躺瘦身法"！其要点就是绷直背肌以收缩骨盆；只要掌握要领，即使只是坐着也能简单快速实现局部瘦身。

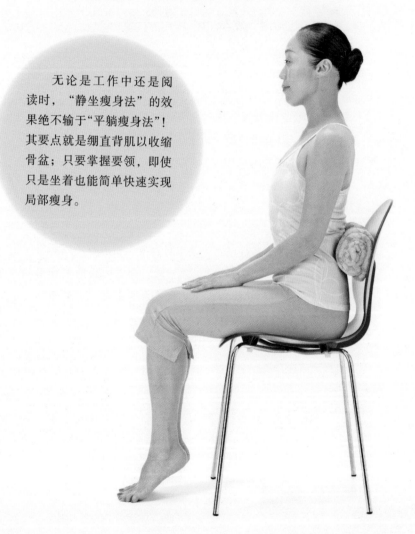

伸展脊椎骨，身体呈自然曲线保持坐姿，坐着也能矫正骨盆

　　在日常生活中，忙碌的工作与生活让我们每天不是静坐在电脑前就是在人来人往的街道上东奔西走，可是亲爱的女性朋友们，你们有多久没有站在镜子前仔细观察身材的细微变化了呢？对于大部分每天久坐的上班族来说，十之八九都有含胸驼背的不良坐姿，长此以往，会导致骨盆和肋骨外扩，对内脏功能造成恶劣影响。在上一章中，我们介绍了可以有效矫正身体变形部位的"平躺瘦身法"，这个方法不要平躺也能进行，只要正确使用相同的骨盆矫正枕进行运动，就算是坐着也能得到相同效果，也就是我们接下来要重点介绍的"静坐瘦身法"。

　　"静坐瘦身法"的做法非常简单，只需将布枕置于背后，同时绷直脊椎，让身体保持自然曲线维持坐姿即可。这样做不但能收紧骨盆，还能放松因过度疲劳而产生僵硬的肌肉，促进内脏功能提升，加强新陈代谢，使全身进入活性化状态，从而实现轻松瘦身的效果。尤其适合那些长期坐在电脑前进行工作的人们，就算坐着不动也能实现局部瘦身，塑造身体曲线，百利而无一害。

基本坐姿

拉伸腰部

正坐于椅子上，将布枕置于腰部，就能拉伸背肌，矫正骨骼，缩紧骨盆并矫正其位置，有利于内脏功能提升。

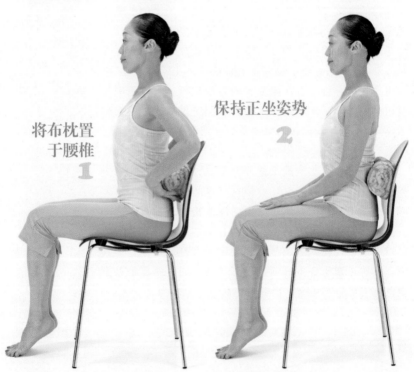

将布枕置于腰椎
1

保持正坐姿势
2

选择贴合身体曲线的椅子，将布枕置于腰后，也就是脊椎的腰椎处，同时面朝前方，双脚和膝盖绷紧，脚尖微踮。

布枕放置完毕后，保持正坐姿势绷直脊椎，从侧面看自己的身体曲线呈自然的S形，上半身稍稍前移，布枕对腰部施加的压力可以有效矫正脊椎骨和骨盆。

将布枕置于膝盖下部
（腘窝）并拉伸背肌

4

将布枕往
臀部方向移动

3

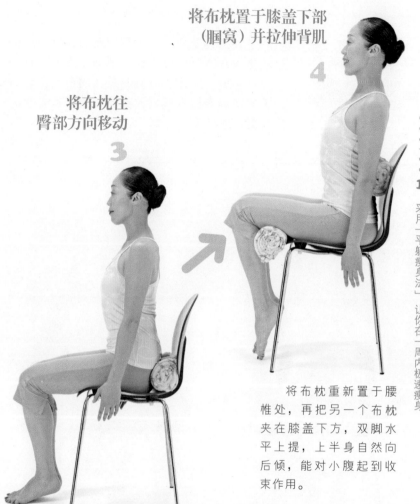

将布枕重新置于腰椎处，再把另一个布枕夹在膝盖下方，双脚水平上提，上半身自然向后倾，能对小腹起到收束作用。

接下来，将布枕放入臀部和椅子之间的空隙中，不依靠布枕，凭自己的意志使脊椎暂时保持绷直状态，上身稍稍前移，使骶骨受到布枕的挤压而缩紧。

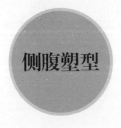

侧腹塑型

在采用基本坐姿拉伸背肌的同时，不妨顺便做几个可以收束侧腹部的动作吧。只需维持坐姿，身体左右倾斜及扭动即可，对小腹周围的赘肉有很好的清除效果，适合在电脑桌前进行运动。

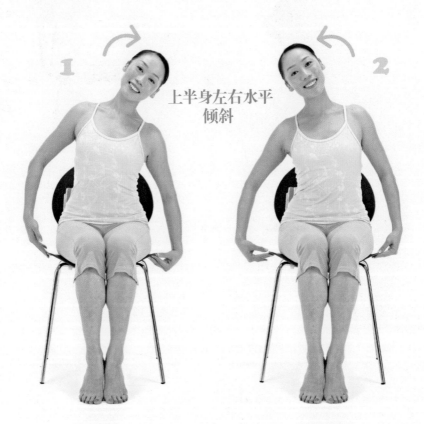

上半身左右水平倾斜

将布枕置于腰后，身体保持拉伸背肌的姿势，腰部以上身体缓缓向右倾斜并暂时维持这一姿势，这时你会感觉到侧腹的拉伸感。随后身体恢复原状，再缓缓向左倾斜，以左右各倾斜1次为一小节，重复做10小节即可。

保持正确姿势，将左手放在右膝上，上半身向右扭转，持续 3 秒钟后恢复原状，然后右手放在左膝上，身体朝反方向重复这一动作，以左右扭动 1 次为一小节，做 3 小节即可，可以有效锻炼腰部。

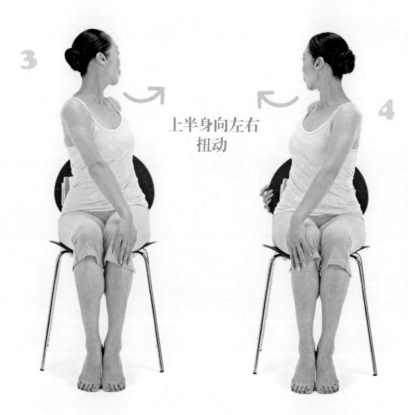

上半身向左右
扭动

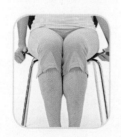

双膝并拢

　　并拢双膝双脚，可以有效消除大腿处的脂肪，若感觉疲劳，稍微张开一些也没问题。

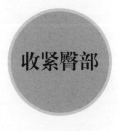

收紧臀部

臀部膨大或是下垂的女性，通常都是骨盆出了问题。由于坐骨位于骨盆最下方，用布枕对其按压就能收束臀型，矫正骨盆外扩，这需要用到2个布枕。

1 将2个布枕分别垫于臀大肌下方

将布枕位置调整至恰好位于臀大肌下，之后坐下，伸直背肌，感受布枕对坐骨的压力，维持这个姿势2~3分钟即可，可以有效矫正坐骨盆变形，还能收紧臀部。

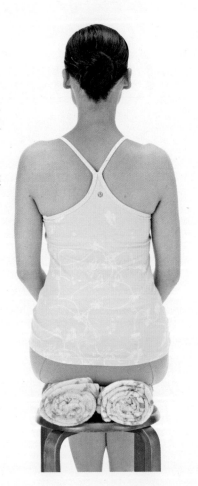

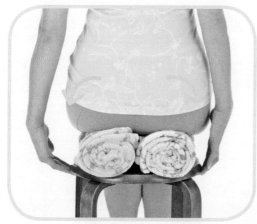

2 身体左右水平倾斜

保持正确坐姿的同时，腰部以上身体缓缓向一侧倾斜后恢复原状，再向另一侧倾斜，这样可以促进坐骨向内侧缩紧，还能收紧骨盆并消除臀部赘肉。

3 将布枕稍微向外移动

促进坐骨向内收紧的另一个办法，就是将两个布枕分别垫在臀大肌正下方靠外处，然后维持正确姿势2~3分钟，这样可以收紧骨盆，使臀部肌肉变得紧致，可根据个人情况延长持续时间。

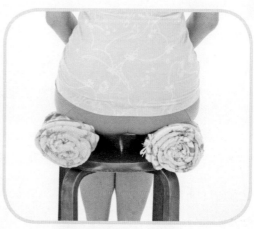

拉伸背肌

长时间维持坐姿进行工作，会不知不觉间含胸驼背，这往往是导致腰痛的原因。若每日将布枕置于臀部下方，同时绷直背肌，持续下去不仅能缓解腰痛，还能消除背部赘肉。

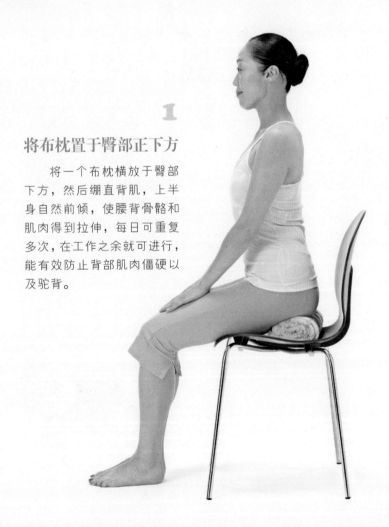

1

将布枕置于臀部正下方

将一个布枕横放于臀部下方，然后绷直背肌，上半身自然前倾，使腰背骨骼和肌肉得到拉伸，每日可重复多次，在工作之余就可进行，能有效防止背部肌肉僵硬以及驼背。

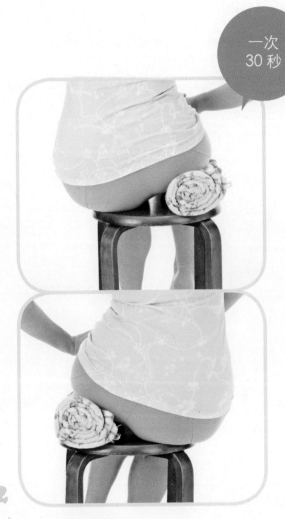

一次
30 秒

2

将布枕置于坐骨下方并拉伸背肌

　　将布枕随意置于左右坐骨其中一侧的下方，绷直背肌，持续 30 秒则换一侧继续，习惯之后可适当延长时间。此举不仅能矫正骨盆位置，还能矫正脊椎。

美腿

收束大腿内侧

大腿内侧属于很少得到运动的部位，因此常常容易滋长赘肉，若将布枕夹在两腿之间，则可以锻炼大腿内侧肌肉，消除赘肉，瘦腿同时还能看电视，是个十分轻松的瘦腿方法。

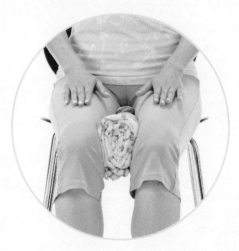

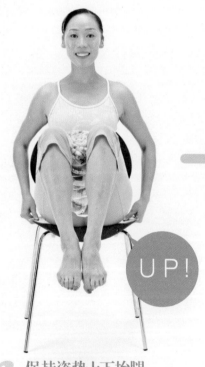

UP!

1 将布枕夹在大腿中间

将布枕纵向放在大腿中间，双腿紧紧夹住，持续2~3分钟，每日只需做一次就会有效果，也可以根据个人情况增加次数或时间。

2 保持姿势上下抬腿

保持双腿夹住布枕的姿势，小腿垂直于地面上下摆动，重复10次即可，可以有效锻炼大腿内侧肌肉以及腹肌，对下半身也能起到锻炼效果。

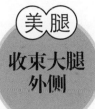
美腿
收束大腿外侧

骨盆外扩会导致腿骨也出现外扩，使大腿外侧滋长赘肉。要解决这个问题，只需坐在椅子上，用布枕按压大腿，就能对骨盆和肌肉起到收束作用。

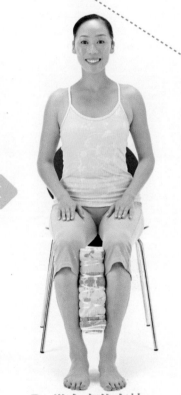

3 纵向夹住布枕

将布枕位置往下移至小腿处，大腿内侧和小腿用力夹住布枕，可以锻炼腿部肌肉，若在维持这一姿势的前提下抬起双脚，则效果更佳。

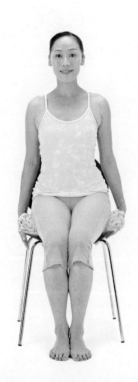

将布枕置于大腿外侧

正坐在椅子上，将布枕置于大腿外侧，大腿内侧就会受到反方向的力，起到收紧肌肉的作用。因为没有时间限制，建议最好在工作时进行，若感觉布枕位置倾斜，只需动手调整一下即可。

美腿

收束小腿

小腿是很容易出现浮肿的部位，用布枕进行按压，能促进血液和淋巴循环，从而消除浮肿，缓解肌肉僵硬，起到与按摩无异的作用。

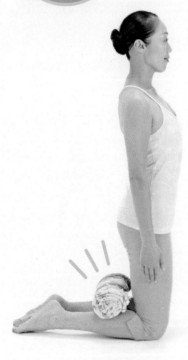

1 将布枕置于小腿上

这个运动不需要椅子，只需要床、薄毛垫或草垫即可。双腿跪在垫子上紧贴床面，身体直立，将布枕放在小腿正中间。

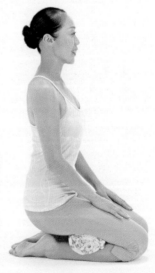

2 正坐

保持上述姿势进行正坐，要领就是腰部下沉，把体重完全集中在布枕上，每日进行1~2次，每次从30秒钟开始，习惯后逐渐延长至1~2分钟。若小腿处有痛感，说明已出现浮肿症状。

美腿

收拢脚踝

　　脚踝不仅容易出现浮肿，还容易肥胖，将布枕置于脚踝处进行按压，能刺激脚踝周围肌肉，除了能消除浮肿，还能对月经不调及痛经症状有缓解之效。

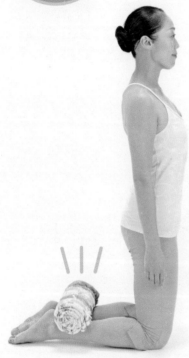

1 将布枕置于脚踝上

　　将布枕置于小腿下方脚踝正上方处，接下来只要按照步骤去做，就能温暖脚踝并促进血液和淋巴循环，得到和按摩一样的效果。

2 正坐

　　绷直背肌，腰部下沉，将全身体重集中于布枕上，能感受到脚踝因布枕挤压受到的刺激，每日进行1~2次，每次30秒钟~2分钟不等，长此以往有助于消除浮肿。

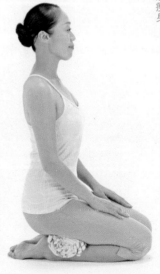

Course 1 采用「平躺瘦身法」让你在一周内极速瘦身！

健康瘦小腹，酸痛远离我

course 2
第二课

采用健康瘦身方法对身体大有裨益，只需自己按压穴位并进行按摩，就能缓解小腹酸痛症状，促进内脏新陈代谢，塑造平坦的腹部曲线。

想瘦腰?
坐着扭腰效果最好

　　"静坐瘦身法"的优点在于，除了能瘦身之外，还能帮助女性朋友们在工作之余起到转换心情的作用。对需要长时间面对电脑屏幕的人来说，每30分钟就该休息一会儿，这种时候就是进行骨盆矫正的好机会！只需简单地扭扭腰，绷紧小腹，或是全身后仰，就能使僵硬的肌肉得到锻炼。

　　科学研究表明，人类腰部的脂肪，其实都是产热能力很强的褐色脂肪组织。那些冬眠的动物之所以能历经一个寒冬不会饿死，全都是褐色脂肪组织的功劳。与普通的白色脂肪组织不同，褐色脂肪组织不但不会造成肥肉囤积，反而会在肠道内产生促进白色脂肪分解的物质，对瘦身有着极大作用。褐色脂肪组织主要分布在腰部、头部及肩胛骨周围，虽然会随着年龄增长逐步减少，但是通过扭腰运动刺激身体，可以有效增加其含量，从而起到收紧肌肉减轻体重的效果，这就是坐着扭腰对人体带来的巨大价值。

小腹赘肉？都是内脏脂肪囤积惹的祸

在女性朋友们眼中，腹部曲线往往是衡量肥胖与否的重要标准，小腹赘肉无疑是破坏身体曲线的死敌之一，一旦腹部出现赘肉，就只能和各种漂亮衣服说拜拜。那么，为什么会出现小腹赘肉呢？归根结底，还是体内脂肪在作祟。需要注意的是，这里所说的"脂肪"，并不是我们能用眼睛看到用手能捏到的肚子上那些"肉肉"——皮下脂肪，而是囤积在体内各脏器中的内脏脂肪。随着年龄增长，人体新陈代谢功能会逐渐减弱，就容易囤积内脏脂肪。虽然研究表明，男性比女性更容易囤积内脏脂肪，但女性朋友们也万万不可因此而掉以轻心。内脏脂肪含量过高不但会导致肥胖，还会引发糖尿病、高血压等各种疾病，严重影响我们的身体健康。

所幸，即使面对内脏脂肪这等凶猛的敌人，我们也握有犀利的武器来抵御它的进攻，那就是"内脏减脂法"。只要正确按照内脏减脂法的要求去进行运动，就能促进身体代谢，减少内脏脂肪囤积，让脏器恢复健康状态，还广大女性同胞平坦的腹部曲线。

小腹酸痛？内脏问题不容小觑

自古以来，脉诊和触诊一直是日本医学体系中不可或缺的重要诊断手段。所谓脉诊，就是通过按触人体不同部位的脉搏，根据脉象变化来判断患者身体状况的切诊方法；而触诊，顾名思义，就是通过按触身体腹部等部位，来判断肝脏、肾脏等脏器的健康状况。若在触诊过程中，感受到患者腹部硬结或是有酸痛感，那多半是内脏或腹部肌肉出了问题。由于人体三分之一的血液循环都在腹部进行，若因内脏问题导致腹部硬结，往往会使血液运行不畅，身体呈现淤血症状，成为引发各种疾病的诱因，可以采用指压或按摩的方法来促进腹部血液循环，消除酸痛症状。

什么样的腹部最健康？

总体来说，腹部没有出现酸痛感的状态就是最好的，我们可以通过下列手法来测试一下。

首先，拇指和小指向外分开，其余三指并拢，指尖用力按压腹部各处，若触感柔软，没有疼痛感且按压处肌肉会迅速恢复原状，就说明腹部状态健康；若按压时腹部有硬结感或异样疼痛，则很可能是内脏或腹部肌肉出了问题。理想状态的腹部，就是像婴儿的肌肤般柔软且富有弹性，若光是柔软却没有弹性也是不行的哦，这样会让腹部看起来就像一团软肉般毫无美感，也会对正常的体力和活力产生影响。

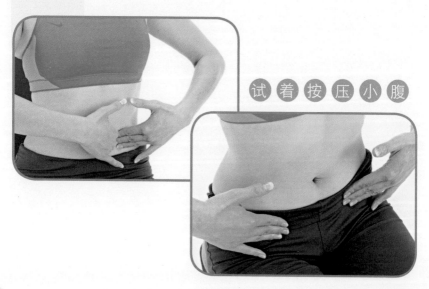

试 着 按 压 小 腹

柔软富有弹性的肌肉最健康

在这个信息爆炸的年代,获取知识的渠道数不胜数,却仍有大量不明真相的群众在健康养身方面存在理解误区。就拿按压腹部出现的硬结感这一症状来说,有不少人认为,腹部硬结是因为"长期进行锻炼"而出现的正常现象。可事实上,无论如何锻炼肌肉,在身体处于放松状态时,肌肉都应该呈现出柔软的触感才对。以运动员为例,身为职棒明星的铃木一朗体型瘦削,每场比赛中的击球却都能爆发出惊人的气势和力量,而那些看上去浑身肌肉的选手们,在实战中往往成绩平平。

另一个典型的例子,就是世界拳击巨星穆罕默德·阿里。他在数年前曾经拜访过日本,在当时的一次记者会上,有一位记者向他提出"希望能触摸世界上最强的男人的手腕"这一要求并得到了允许。根据这位记者后来的回忆,阿里的手腕就像婴儿的手一般柔软且富有弹性,但是,一旦阿里发力,原本柔软的手腕就会在一瞬间变得如钢铁般坚硬。放松时柔软紧致,发力时坚硬无俦,无论是对运动员还是对想要塑造迷人身体曲线的广大女性而言,这才是最理想的肌肉类型。

　　日本医学指出，刺激穴位可以有效帮助经络（生命能量流经的通道）通畅，促进血液循环。由于大部分脏器都位于胸部和腹部，与身体各个穴位都能——对应，因此，对相应穴位进行按压，能起到调节内脏功能的出色效果。需要注意的是，切忌用蛮力胡乱按压，那样不但不会起到调节作用，说不定还会适得其反，加重内脏的问题。正确的方法应该是由轻至重，缓慢按压穴位，这样才能促进血液流通，使内脏得到血液温养，从而恢复其正常功能，有效改善便秘、畏寒等症状，起到调理全身健康的综合效果。

胸腹部主要穴位

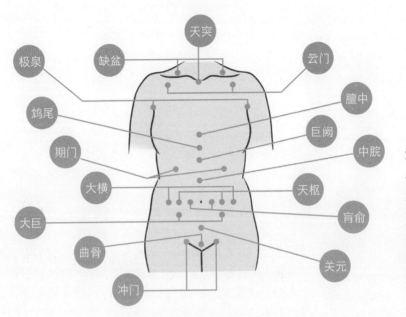

天突
缺盆
极泉
云门
膻中
鸠尾
巨阙
期门
中脘
大横
天枢
大巨
肓俞
曲骨
关元
冲门

内脏位置

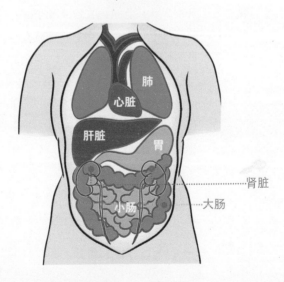

肺
心脏
肝脏
胃
肾脏
小肠
大肠

知根知底，脏器问题早弄清

　　胃肠、肝脏、肾脏、心脏、肺为人体的主要脏器，只要它们的各项功能正常，人体的生理和心理各项指标都会处于健康状态。不仅如此，这五大脏器还各自拥有不同特性，分别与身体各部位相关联，并会对关联部位产生影响，其中肝脏影响眼睛，心脏影响舌头，胃肠影响口腔，肺部影响鼻腔，肾脏影响耳朵；更不可思议的是，这五大脏器不仅对人体各部位有影响，甚至会影响到一个人的性格。举个例子，若是肝脏不好的人，性格会非常暴躁易怒；若是肾脏不好的人，就会非常胆小。

　　综上所述，这五大脏器对人体起到举足轻重的作用，我们每个人都应该认真了解自己究竟是哪一个脏器出现了问题，如此方可对症下药，调节各脏器之间的功能平衡，促进身心健康。

内脏问题小测验

胃肠问题

抗压能力弱

□ 嘴唇容易干燥
□ 口腔容易发炎
□ 皮肤粗糙
□ 杞人忧天
□ 不喜潮湿 → P86

若在下列任意脏器功能测试表中出现三个以上症状，就意味着该脏器出现了问题。

肝脏问题

缺乏理智

□ 多发眼部问题
□ 指甲薄易折断
□ 容易落枕
□ 小腿容易抽筋
□ 易怒 → P88

心脏问题

忧郁

□ 味觉异常
□ 高血压
□ 健忘
□ 抑郁寡欢
□ 怕热 → P92

肾脏问题

缺乏自信

□ 容易耳鸣
□ 经常骨折或扭伤
□ 脱发白发多
□ 胆小
□ 畏寒 → P90

肺部问题

悲观

□ 容易咳嗽
□ 容易鼻塞
□ 皮肤不好
□ 感情脆弱
□ 不耐干燥 → P94

胃肠问题（抗压能力弱） ←············

胃肠功能

胃会分泌胃液消化食物，并通过胃蠕动将食物进一步分解后送往小肠。食物中蕴含的养分在小肠中得到消化、吸收并向全身输送，残余部分被送往大肠，在大肠里形成粪便，最后排出体外。

胃肠功能低下会导致

胃肠功能低下，会损害人体消化和吸收功能，从而出现身体消瘦、面色蜡黄、皮肤干燥等症状。长此以往，还会导致全身乏力、胸闷、胃下垂、食欲不振，严重者甚至会出现腹泻、便秘、浮肿等症状。

除了影响消化吸收功能，胃肠对人体健康起到重要调节作用，若女性肠胃不好，还会牵连子宫，容易出现痛经、月经不调等妇科问题。

胃肠问题呈现于身体的症状

胃肠健康直接影响到人体口腔健康。若嘴唇常常干燥开裂，唇色苍白或泛黑，口腔炎症不断，则很有可能是胃肠消化功能出现问题的警示信号。

另外，若胃肠功能低下，还会导致营养不良使皮肤弹力降低、肌肉松弛，也就是我们常说的皮包骨，给人一种无精打采的印象。

胃肠问题引发的心理变化
以及注意事项

有胃肠问题者往往喜欢杞人忧天，容易晕车，遇到梅雨或湿度较高的季节就会非常烦躁，抗压能力低下，一旦遇到点压力就会导致胃黏膜充血，还容易出现胃溃疡及十二指肠溃疡，这些都是需要注意的事项。

在日常生活中，有胃肠问题的人应该尽量不吃刺激性食物，控制吸烟和饮酒量，保证有规律的生活；若在工作中遇到不顺心的事或是心中有什么烦恼，要及时转换心情，适当减缓压力。

肝脏问题（缺乏理智）

肝脏功能

　　自古以来，肝脏就被认为是掌控人体防病机能的脏器，是人体中最重要的器官。在人体的吸收循环中，食物中的葡萄糖被小肠吸收后，就会经血液送往肝脏，由肝脏对其进行分解，将人体所需养分释放至血液中，还兼具合成并贮存维生素、分解进入体内的有害物质、处理体内多余激素等功能。

肝脏功能低下会导致

　　通常情况下，若肝脏功能受到损害，往往会出现全身乏力、恶心等类似感冒的症状，但很难出现明显的疼痛症状，往往容易被忽视，因此，肝脏也被很多人称为"沉默的脏器"。当肝脏真正出现问题时，右侧腹部会产生明显的压迫感，体内矿物质和维生素的代谢功能会下降，小腿常常抽筋，女性朋友还可能出现月经异常等症状。严重者脸色会逐渐变得青黑，大拇指和小指指甲根部会由粉红色转变为红色，一旦出现上述症状，就务必要注意了。

肝脏问题呈现于身体的症状

肝脏与眼睛之间有着密切关联，若经常出现眼部疲劳、眼花、眼涩甚至是视力下降症状，则很有可能是肝脏出了问题。

除此之外，肝脏与肌肉和韧带也是息息相关，一旦肝脏功能受损，就很容易出现落枕、肌肉疼痛等症状，指甲也会变薄易断裂，脸上还会出现黄褐斑，这一切，都是肝脏出现问题并映射在身体上的鲜明警示。

肝脏问题引发的心理变化以及注意事项

性格暴躁易怒是患有肝脏问题者最明显的特征，他们往往缺乏理智，无法长时间集中注意力，同时体力很差易疲劳，无法进行长时间运动；睡眠质量糟糕，有一点响动就会被吵醒，到了春天尤其容易患病，因此务必要注意避免劳累。

在日常生活中，有肝脏问题的人要切忌过量吸烟饮酒和暴饮暴食，若一次性摄入大量食物，务必要好好休息，否则肝脏得不到充分休息，是无法进行解毒的，因此一定要注意睡眠。

肾脏功能

　　肾脏的主要功能是过滤血液中人体所需必要养分，将代谢废物转化为尿液排出体外。血液、淋巴液、唾液、精液等体液之中的水分含量皆由肾脏控制。换言之，肾脏完全掌管人体内的水分调节，所以古语有云，"肾乃先天之本"，改善肾脏功能，对人体也会起到很好的调节作用。

肾脏功能低下会导致

　　肾脏功能受损会引发不少病症，除了最具典型性的身体水肿之外，还会出现尿频、尿急、尿不尽等排尿功能相关问题。不仅如此，肾脏问题还会引发失眠、高血压、畏寒、骨质疏松、过敏、蛀牙、视力减退、耳鸣、听力下降、腰膝酸软等一系列看似与肾脏无关实则大有关联的病症；反之，那些肾脏功能健康者，不仅身体状况较之一般人要健康得多，生命力也会特别旺盛。

肾脏问题呈现于身体的症状

肾脏与耳朵密切相关，若出现耳鸣、听力下降等症状，则很有可能是肾功能出现了问题。另外，骨骼与肌肉的老化也和肾脏脱不了关系，肾功能低下者，很容易出现扭伤、骨折、蛀牙等生理问题。而作为过滤血液的最主要器官，肾脏问题还会使身体过早出现衰老症状，导致皮肤干燥、脱发白发增加，是爱美的女性们的头号公敌。

肾脏问题引发的心理变化
以及注意事项

肾脏功能低下者通常比较胆小，缺乏自信及果决的魄力，生活和工作中往往欠缺恒心，容易做噩梦，属于畏寒体质，在冬天很容易感冒，脸色很差，看上去总是一副病怏怏的样子。饮食方面，切忌摄入过多盐分，这样会加重肾脏的负担；平时要下意识催促自己多喝水，闲暇之余多进行运动以促进血液循环，身体自然会逐渐变得有活力。

Course **2** 健康瘦小腹，酸痛远离我！

心脏问题（忧郁）

心脏功能

心脏位于人体中心位置，通过心肌的收缩和扩张将血液送往全身进行循环，输送人体各脏器组织所需氧气和养分，只要生命尚未终结，心脏就会一刻不停地跳动进行工作，在日本医学中被称为"通神之脏器"，是维持生命活动最重要的器官。

心脏功能低下会导致

若心脏跳动频率过快，或是稍做运动就会剧烈喘气，则很可能是心脏出了问题，一旦出现胸闷、心率不齐等症状，就务必要注意了，因为这很有可能是疾病的征兆，最好前往医院进行检查和诊断。

对高血压患者来说，由于心脏长期处于高负荷状态，患心脏病的风险更高。另外，如果身体出现水肿、嗓子沙哑、偏头痛等症状，也很有可能是心脏问题导致的，切不可掉以轻心。

心脏问题呈现于身体的症状

　　心脏有问题的人往往因为全身供血供氧不足而呈现口唇发紫的现象；心脏长期处于高负荷状态者，往往会呈现面色潮红、时常出汗等症状，这类人群也需要多加注意心脏状态。

心脏问题引发的心理变化
以及注意事项

　　心脏功能低下者往往会出现忧郁、神经衰弱等情绪问题，还会不时无来由地放声大笑，借此来放松身体。这一类人群对暑热的抵抗力很弱，在夏天很容易得病。日常饮食上，应该注意不要暴饮暴食，同时尽量少摄入盐分、脂肪、糖分，保证体重不要超过标准；生活习惯方面，要学会在压力累积时转换心情，同时控制吸烟量，预防血管硬化增加心脏负担。

肺部功能

　　肺位于胸腔左右两侧，是人体重要的呼吸器官。当人体进行呼吸时，横膈膜和肋间肌就会收缩，随后缓缓地舒张，从外界吸收氧气，将二氧化碳从体内排出；不仅如此，从心脏送出的静脉血也要经过肺部，从肺部细胞中吸收氧气并放出二氧化碳，转变为动脉血之后返回心脏，换言之，肺部还肩负调节血液循环的重要职责。

肺部功能低下会导致

　　肺部功能低下，会引发呼吸不畅，人体易于疲劳，无精打采等症状，严重者不但会出现鼻塞流涕、嗅觉下降、久咳不止等类似感冒的症状，较之常人也更易患上真正的感冒且难以治愈，长此以往，还会引发支气管炎、胸部疼痛等症状，严重影响身体健康。

肺部问题呈现于身体的症状

肺部出现问题，会导致皮肤新陈代谢功能受损，身体时常出汗，头屑多，易患过敏性皮炎和荨麻疹；抵抗力低下，整日无精打采昏昏欲睡，体质容易过敏，对日常工作和生活都有不良影响。

肺部问题引发的心理变化 以及注意事项

肺部功能低下的人往往是悲观主义者，多愁善感，总是一副没精打采的样子，尤其是那些曾经性格开朗，却在短期内不知何故变得忧愁的人，很明显就是肺部出现了问题。这类人无法抵御干燥的空气，容易在秋天得病，感情脆弱是他们最大的特征之一。日常饮食方面，切忌吸烟及吸入受污染的空气，同时要注意保暖避免感冒，适度运动，多吃低热量且富营养的食物，有利于促进身体恢复活力。

每日按摩三分钟，
内脏问题快快好 实践篇

Let's Try!

弄清楚自己究竟是哪个脏器出现问题之后（参照86~95页），就可以试着针对有问题的脏器进行按摩治疗，若是有其他部位感受到酸痛或不适，也可以用这个手法进行按摩，效果同样出色。

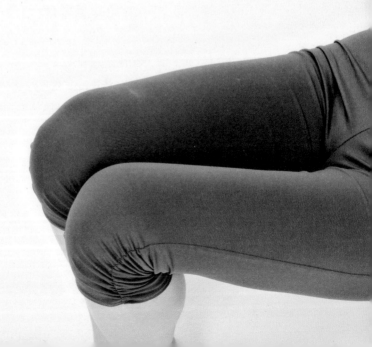

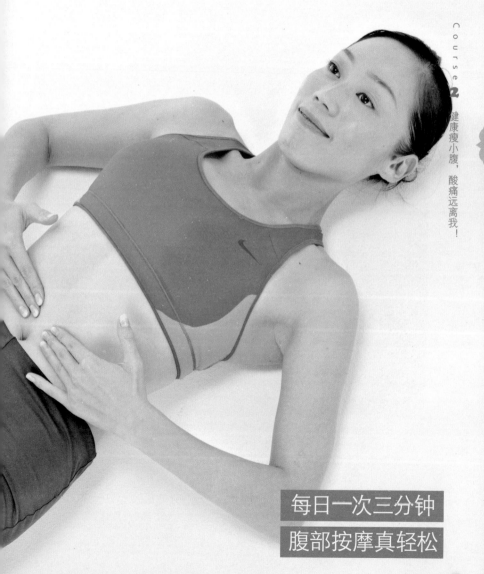

每日一次三分钟
腹部按摩真轻松

按摩基本要领

　　根据问题脏器不同，选择舒适的平躺姿态或正坐姿态，确保小腹肌肉放松即可，接下来就可对各个穴位进行按压了。

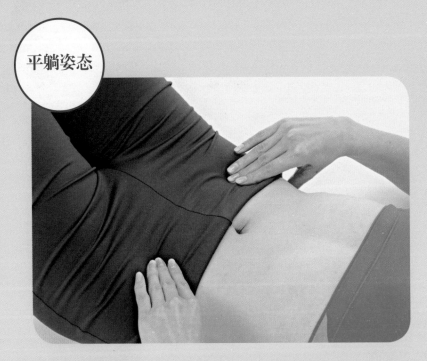

平躺姿态

　　胃肠、肝脏、肾脏有问题者，可以采用平躺姿态，确保腹部得到放松后，就可对各个穴位进行适度按压，按压过程中注意放缓呼吸，呼吸频率与按压频率协调，切忌两者冲突。

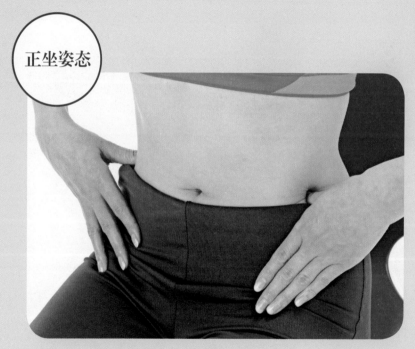

正坐姿态

心脏、肺部有问题者，可以采用正坐姿态，确保腹部得到放松后，就可对各个穴位进行适度按压，按压过程中注意放缓呼吸。

➤ 无论采取何种姿态，按摩时以 3 分钟为一轮，每天无论进行多少轮皆可。

平躺姿势的起始动作

在胃肠、肝脏、肾脏等器官有问题时，按摩会取得很好的效果，因此采取平躺姿势最合理。躺下之后按压腹部（如图所示）让腹部肌肉放松。

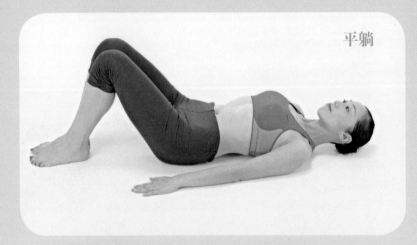

平躺

平躺并立起双膝，放松肩膀，双手处于自然放松状态。

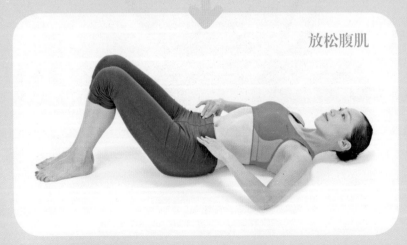

放松腹肌

用大拇指深按腰线两侧腹部约5秒后松开，重复3次。

正坐姿态的起始动作

心脏和肺部不宜受压，因此采取正坐姿态最合理。坐下之后就和平躺姿态一样，按压腹部（如图所示）让腹部肌肉放松。

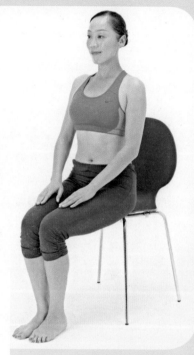

伸直背肌正坐

坐在椅子上，用力拉直背肌，放松肩膀，双手自然放松，调整呼吸。

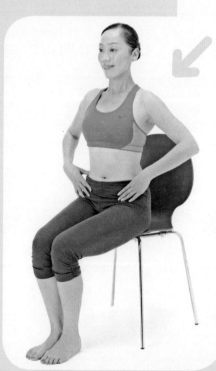

放松腹肌

用大拇指深按腰线两侧腹部约5秒钟后松开，重复3次。

解决 肠 胃 问题

依次按压中脘、天枢、关元三个穴位。

中脘穴对消化系统有着至关重要的作用，按压不仅能控制胃部膨胀，还能促进消化吸收；天枢穴影响大肠，按压能促进大肠蠕动，加速体内毒素排出，消除便秘，改善过敏体质；按压关元穴，可以促进小肠蠕动及血液循环，消除畏寒症状。总之，只要胃肠问题得到解决，赘肉会逐渐转变为肌肉，身体也会变得充满活力。

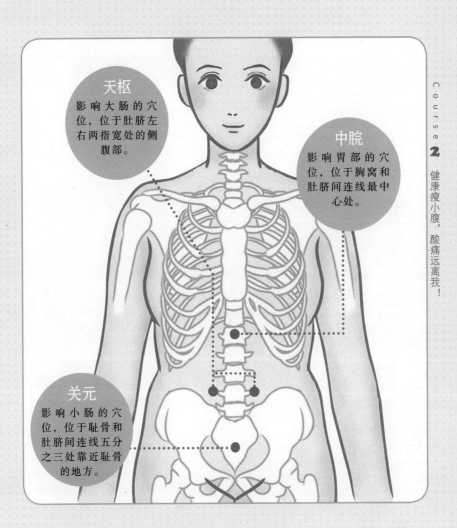

天枢
影响大肠的穴位，位于肚脐左右两指宽处的侧腹部。

中脘
影响胃部的穴位，位于胸窝和肚脐间连线最中心处。

关元
影响小肠的穴位，位于耻骨和肚脐间连线五分之三处靠近耻骨的地方。

Course **2** 健康瘦小腹，酸痛远离我！

Start!

1　全身平躺，按压腹部（如图所示）让腹部肌肉放松。

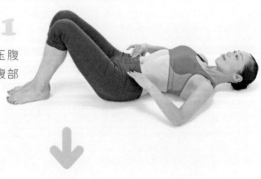

↓

2　**按压中脘穴**

手指轻轻用力按压中脘穴（位于胸窝和肚脐间连线最中心处）约5秒钟后松开，重复3次。

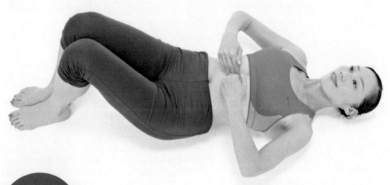

单手按压也没问题

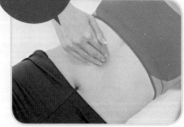

➤ 单手也可按压穴位。

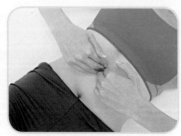

➤ 手指指尖相触，稍稍发力按压中脘穴，能有效缓解胃痛。

3 按压天枢穴

手指轻轻用力按压天枢穴（位于肚脐左右两指宽处的侧腹部）约 5 秒钟后松开，重复 3 次。

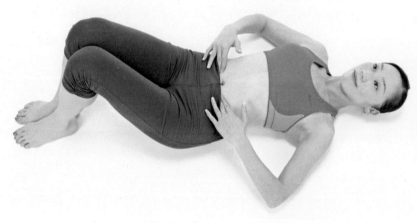

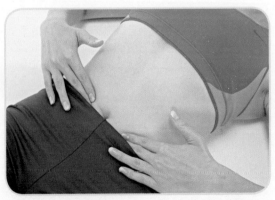

➤ 两指同时按压左右穴位，可以有效消除便秘。

Course **2** 健康瘦小腹，酸痛远离我！

105

4 按压关元穴

手指轻轻用力按压关元穴（位于耻骨和肚脐间连线五分之三处靠近耻骨的地方）约5秒钟后松开，重复3次。

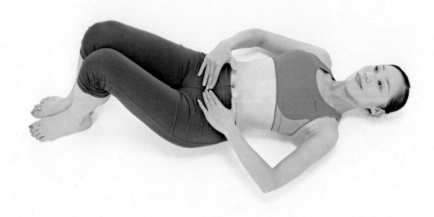

5 小腹全面按摩

对小腹的按摩结束之后，将双手叠放在小腹上，以顺时针方向轻轻揉压3次。

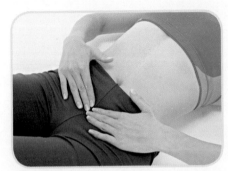

> 手指指尖相触，稍稍
发力按压关元穴，能促进
血液循环，温养小腹。

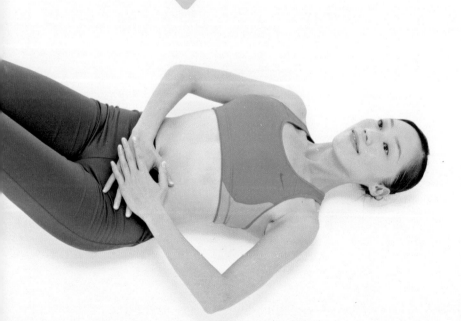

解决 肝脏 问题

　　影响肝脏功能的穴位主要是期门穴与冲门穴。期门穴位于肋骨下方，按压该穴位不仅能改善肝脏功能，还能根据按压过程中是否会产生痛感来推测肝脏是否出现问题，作为判断肝脏健康程度的一般手段来说非常方便；而冲门穴则位于大腿根部的腹股沟处，主要对应肝脏贮藏血液的功能。按压该穴位，能有效促进全身血液循环。另外，按压肚脐左侧的不知名穴位，也能起到修复肝脏功能的神奇效果。

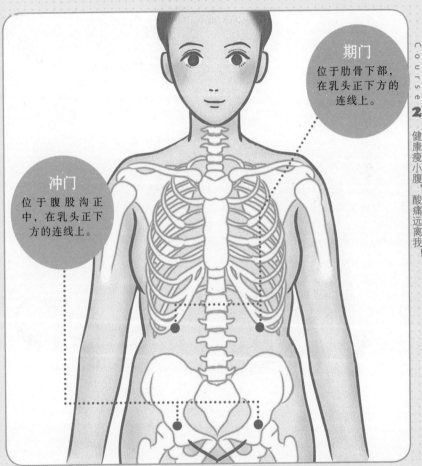

期门

位于肋骨下部，在乳头正下方的连线上。

冲门

位于腹股沟正中，在乳头正下方的连线上。

1

全身平躺，按压腹部（如图所示）让腹部肌肉放松。

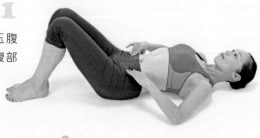

2 按压期门穴

手指轻轻用力按压期门穴（位于肋骨下部，在乳头正下方的连线上）约5秒钟后松开，重复3次。

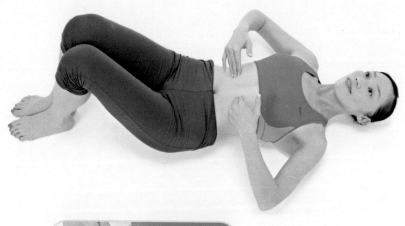

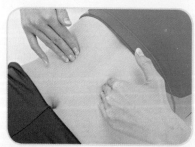

> 手指同时按压身体左右两侧穴位，以手指第二节指节陷入肌肉的深度为宜。

3 按压冲门穴

手指轻轻用力按压冲门穴（位于腹股沟正中，在乳头正下方的连线上）约 5 秒后松开，重复 3 次。

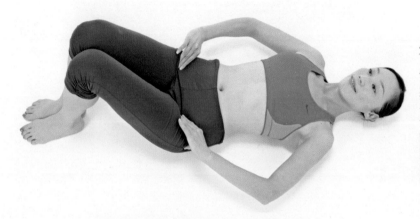

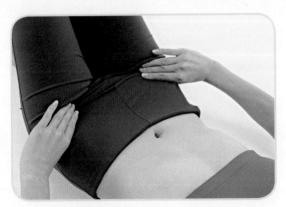

▶ 双手指尖同时缓缓发力按压左右穴位。

4 按压肚脐左侧

手指轻轻用力按压肚脐左侧约 5 秒钟后松开，重复 3 次。

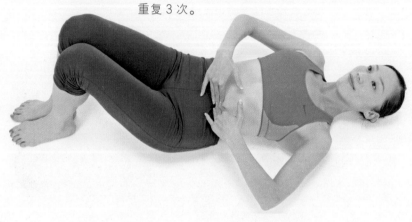

5 小腹全面按摩

对小腹的按摩结束之后，将双手叠放在小腹上，以顺时针方向轻轻揉压 3 次。

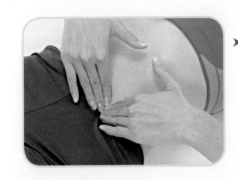

> 手指指尖相触，稍稍发力按压肚脐左侧，能有效缓解疲劳。

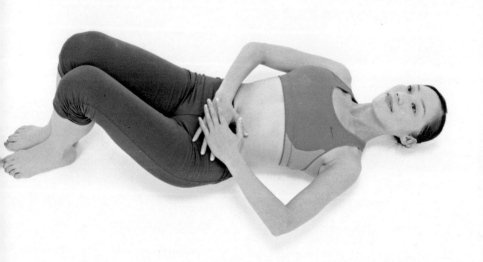

解决 肾脏 问题

　　自古以来，肾脏就被认为是掌管生命能量的脏器，对人体健康有着举足轻重的作用。影响肾脏功能的穴位主要有肓俞穴和曲骨穴。肓俞穴位于肚脐两侧，按压该穴位会促进肾脏功能，加速排出血液中的代谢废物和盐分，还能预防肾脏的病症；曲骨穴位于耻骨上方，按压该穴位能促进尿液排泄。另外，按压耻骨侧方腹股沟略上方处的不知名穴位，也能有效改善肾脏功能。对这三处进行科学按摩，能促进人体水分代谢，改善水肿和畏寒症状。

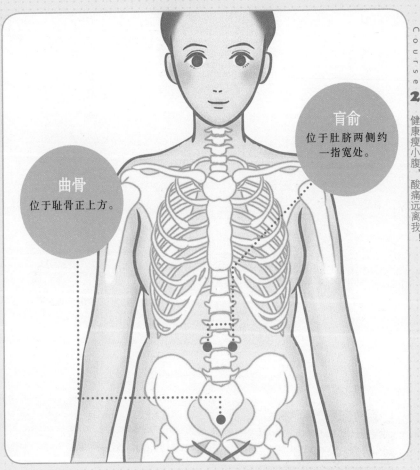

曲骨
位于耻骨正上方。

肓俞
位于肚脐两侧约
一指宽处。

Start!

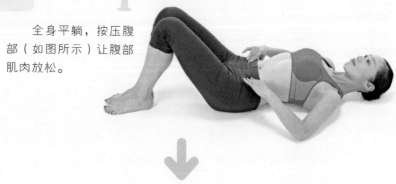

全身平躺，按压腹部（如图所示）让腹部肌肉放松。

↓

2 按压肓俞穴

手指轻轻用力按压肓俞穴（位于肚脐两侧约一指宽处）约5秒钟后松开，重复3次。

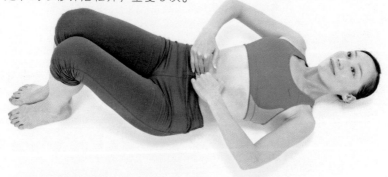

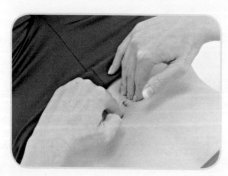

▶ 手指同时按压肚脐左右两侧穴位。

3 按压曲骨穴

手指轻轻用力按压曲骨穴（位于耻骨上方）约 5 秒钟后松开，重复 3 次。

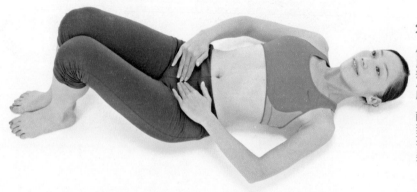

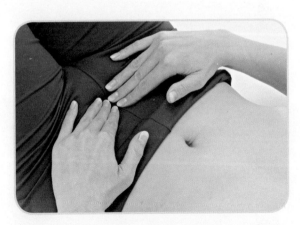

➤ 手指指尖相触，稍稍发力按压穴位；由于按压部位为骨骼，故按压力度要轻。

4 按压耻骨侧部

手指轻轻用力按压曲骨穴外侧的耻骨侧面部分约 5 秒钟后松开，重复 3 次。

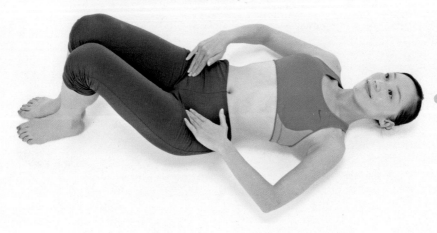

5 小腹全面按摩

对小腹的按摩结束之后，将双手叠放在小腹上，以顺时针方向轻轻揉压 3 次。

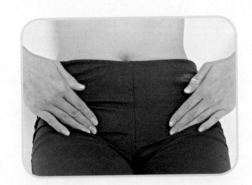

➤　　　手指同时按压耻骨侧面不知名穴位，可以温养耻骨。

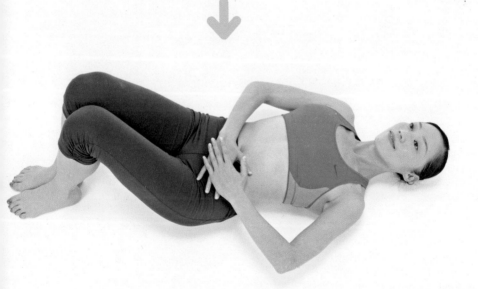

解决 心脏 问题

　　心脏位于人体中心处，负责输送全身血液，是人体生命活动之源，也很容易受精神状态影响。感到紧张或不安时，心脏跳动频率就会加快，长此以往会导致胸闷、胸痛等症状，这时就需要按压胸部中心处的膻中穴以舒缓心情；若是按压胸窝下方的巨阙穴或是乳头上部和下部，也能有效缓解紧张情绪，平复心情。

膻中
位于胸部正中央，乳头之间连线中点处。

巨阙
位于胸窝下方约两指宽处。

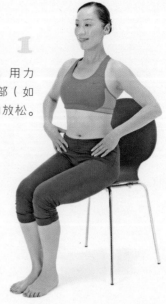

Start!

1

保持正坐姿态，用力拉伸背肌，按压腹部（如图所示）让腹部肌肉放松。

2 按压膻中穴

手指轻轻用力按压膻中穴（位于胸部正中央，乳头之间连线中点处）约5秒钟后松开，重复3次。

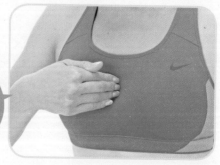

单手按压
也没问题

➤ 单手四指并拢，按压正确的穴位即可。

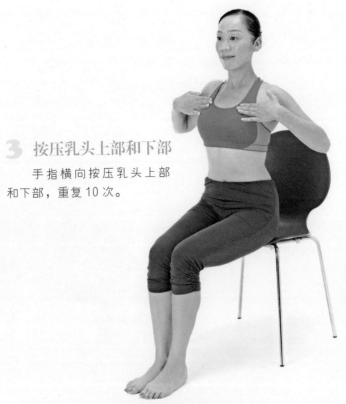

3 按压乳头上部和下部

手指横向按压乳头上部和下部，重复10次。

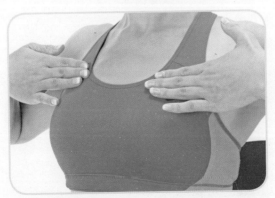

➤ 按压力度适中即可，可有效消除心跳加速等紧张状态。

4 按压巨阙穴

手指轻轻用力按压巨阙穴（位于胸窝下方约两指宽处）约5秒钟后松开，重复3次。

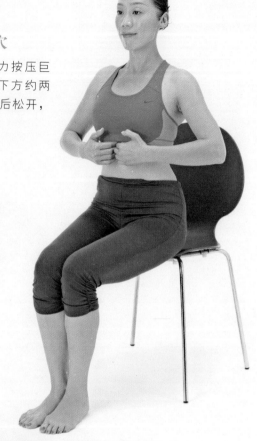

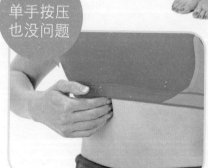

单手按压也没问题

▶ 单手四指并拢，按压正确的穴位即可。

5 小腹全面按摩

对小腹的按摩结束之后，将双手叠放在小腹上，以顺时针方向轻轻揉压 3 次。

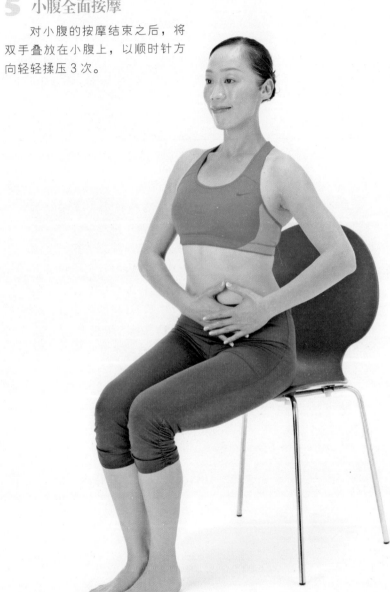

解决 肺部 问题

　　肺部健康之人，可以通过深呼吸充分摄入人体所需氧气，反之，肺部功能低下者肺活量低，无法进行深呼吸，长此以往身体就会因缺氧而无精打采，容易出现疲劳感。影响肺部健康的穴位主要是云门穴和膻中穴。云门穴位于锁骨下方，按压该穴位可以有效止咳，缓解花粉过敏症状；位于胸部正中的膻中穴不但对心脏功能有影响，对肺部功能也有显著提升作用，按压该穴位，能促进人体免疫力的提升。另外，按压肚脐右侧的不知名穴位，也能帮助肺部恢复功能，对肺部有问题者来说也是很需要按摩的部位。

膻中
位于胸部正中央，乳头之间连线中点处。

云门
位于锁骨外侧下方。

Start!

1

保持正坐姿态，用力
拉伸背肌，按压腹部（如
图所示）让腹部肌肉放松。

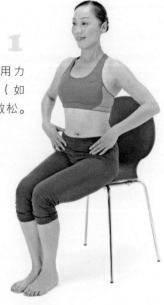

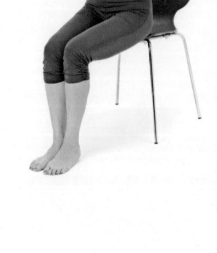

2 按压云门穴

手指轻轻用力按压云门穴（位
于锁骨外侧下方）约5秒钟后松开，
重复3次。

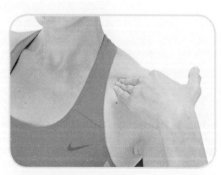

> 右手按压右侧云门穴，左手按压左
侧云门穴，力度适中即可。

3 按压肚脐右侧部

手指轻轻用力按压肚脐右侧部约5秒钟后松开，重复3次。

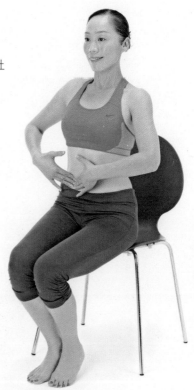

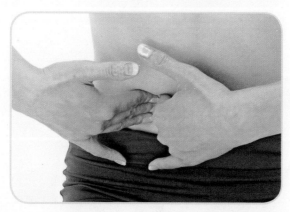

➤ 指尖相叠稍稍用力按压该处，能帮助肺部恢复活力，提高肺活量。

4 按压膻中穴

手指轻轻用力按压膻中穴（位于胸部正中央，乳头之间连线中点处）约5秒钟后松开，重复3次。

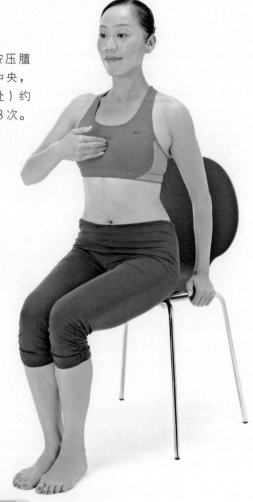

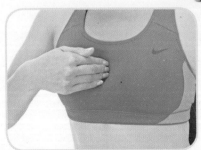

▶ 单手四指并拢，按压穴位即可。

5 小腹全面按摩

对小腹的按摩结束之后，将双手叠放在小腹上，以顺时针方向轻轻揉压3次。

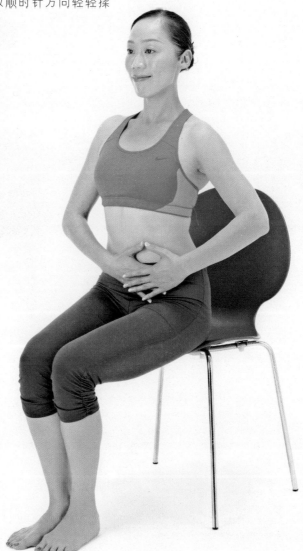

按摩对这些症状也有效哦

便 秘

对女性朋友来说，便秘是健康和美容的头号敌人，可以通过按压腰部侧后方的志室穴以及肚脐下方侧腹部的大巨穴来促进肠道蠕动，若在睡前进行按压则效果更好。

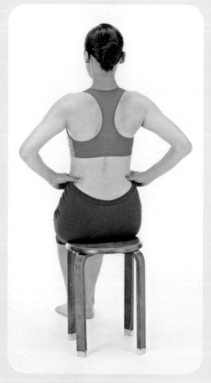

按压腰后部位

在椅子上保持正坐姿态，用大拇指按压腰部侧后方的志室穴约5秒钟后松开，重复3次。

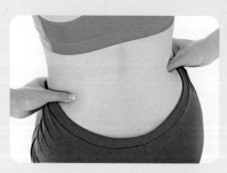

➤ 两手叉腰，拇指稍稍用力按压腰后的志室穴，能有效促进肠道蠕动。

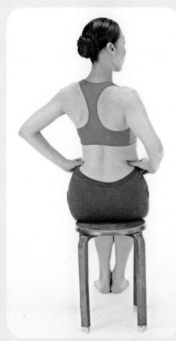

3 按压肚脐下方侧腹部

手指轻轻用力按压大巨穴（位于肚脐下方侧腹部），同时身体前倾约10秒钟。

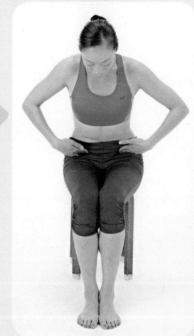

2 左右扭动上半身

维持拇趾按压腰部的姿势，上半身左右扭动，这样会使大拇指按压得更深，对穴位的刺激也更强。

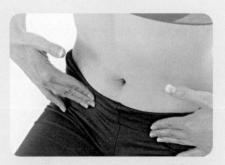

▶ 手指微微用力按压大巨穴，放缓呼吸，身体略微前倾，可以使手指按压得更深，对穴位刺激更强。

体 寒

　　身体受寒会影响血液循环，引发水肿及各种疾病。因此按摩的要点就在于影响肝脏功能的期门穴、冲门穴以及能促进小肠蠕动的关元穴三处穴位，对这三处进行按摩，可以促进血液循环，温养身体。

按压期门穴

　　手指轻轻用力按压期门穴（参照109页）约5秒钟后松开，重复3次。

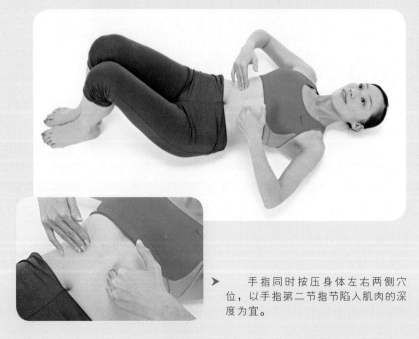

> 　　手指同时按压身体左右两侧穴位，以手指第二节指节陷入肌肉的深度为宜。

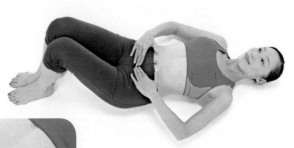

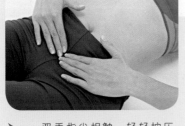

按压关元穴

手指轻轻用力按压关元穴（参照103页）约5秒钟后松开，重复3次。

➤ 双手指尖相触，轻轻按压穴位，可促进下腹部血液流通。

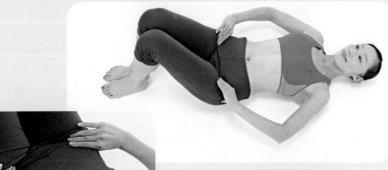

按压冲门穴

手指轻轻用力按压冲门穴（参照109页）约5秒钟后松开，重复3次。

➤ 双手同时按压穴位，以指尖微微陷入肌肉为宜。

Course **2** 健康瘦小腹，酸痛远离我！

腰 痛

　　锻炼腰部的髂腰肌，可以有效防止腰痛，通过对肚脐周围部位及盲肠附近下腹部进行按摩，对髂腰肌的问题都会有帮助。

按压肚脐两侧腹部上方部位

　　按压肚脐两侧 3 厘米处上方部位约 5 秒钟后松开，重复 3 次。

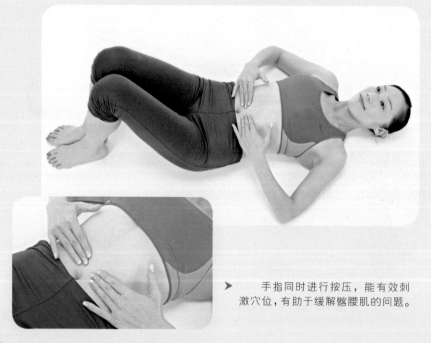

➤　　手指同时进行按压，能有效刺激穴位，有助于缓解髂腰肌的问题。

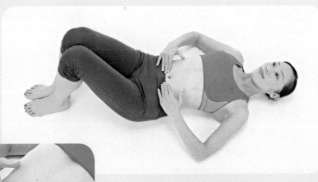

2 按压肚脐两侧腹部下方部位

按压肚脐两侧 3 厘米处下方部位
约 5 秒钟后松开，重复 3 次。

➤ 若双手同时进行上下按压，
则效果更好。

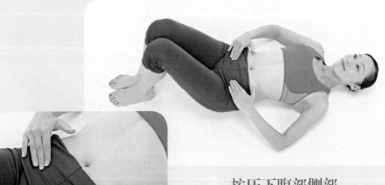

3 按压下腹部侧部

手指按压右下腹盲肠所在部位
（按压左边部位要与盲肠所在部位
对称）约 5 秒钟后松开，重复 3 次。

➤ 双手同时进行按压，能促
进臀部的臀大肌运动。

肩 周 炎

　　日常生活中的不良姿势往往会令锁骨受到压迫，导致头部与肩部之间的部位产生酸痛感。出现这种症状，可以按摩锁骨附近的缺盆穴以消除酸痛感，还可以按压锁骨外侧的云门穴促进肩部活动，改善肩周炎。

按压锁骨上窝处

　　按压缺盆穴（位于锁骨上窝处）约5秒钟后松开，重复3次。

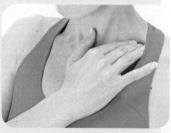

▶　用左手按压右锁骨上窝处，右手按压左锁骨上窝处。

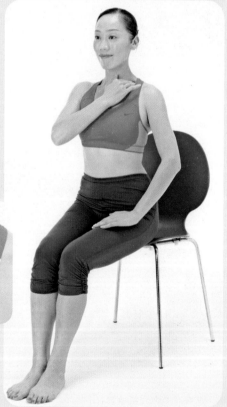

2 按压穴位同时活动肩膀

维持按压缺盆穴的姿势，抬起手臂，活动肩膀，左右手各重复3次。

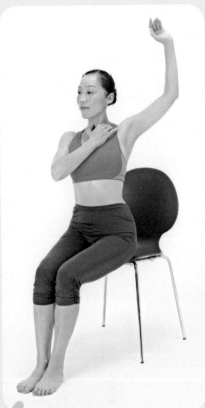

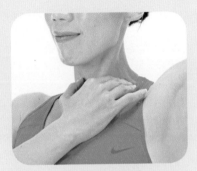

> 用左手按压右锁骨上窝处，右手按压左锁骨上窝处。

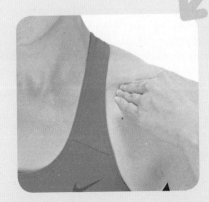

3 按压云门穴

按压云门穴（位于锁骨外侧下方）约5秒钟后松开，重复3次。

失眠

　　长期失眠会给内脏带来严重负担，是引发各种病症的导火索。睡眠质量差的人，可以通过按压胸窝处的鸠尾穴和侧腹部来缓解失眠症状。

按压胸窝下方

　　按压鸠尾穴（位于胸窝与肋骨交合处）约5秒钟后松开，重复3次。

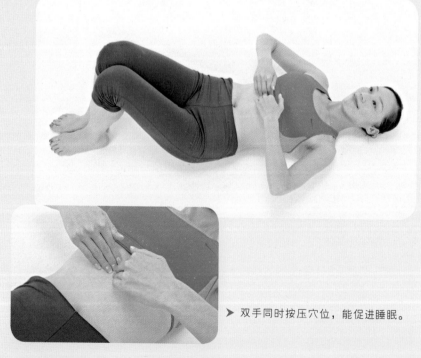

▶ 双手同时按压穴位，能促进睡眠。

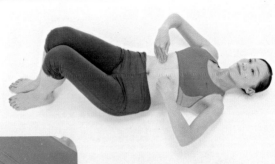

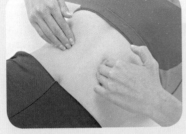

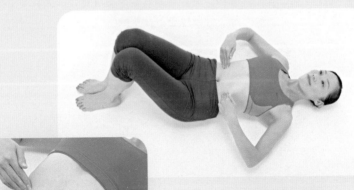

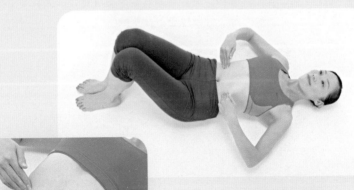 略

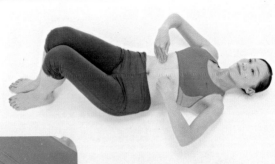

2 按压穴位左右侧腹部

按压鸠尾穴两侧腹部约 5 秒钟后松开，重复 3 次。

▶ 手指同时用力按压左右侧腹。

3 按压侧腹部外侧

手指按压侧腹部附近肋骨下方部位约 5 秒钟后松开，重复 3 次。

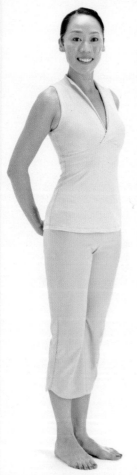

怎么吃
都不会胖
的健康瘦身法

　　采用极端瘦身方法很容易导致反弹，正确的瘦身方法应该是充分摄取必要营养，在保持年轻与健康的基础上进行瘦身。接下来要介绍给大家的饮食方法，堪称名副其实的瘦身真言，无需刻意控制食欲，健康瘦身不是梦！

course 3

第三课

"洗肾"
——最简单有效的健康运动

在日本医学中，肾脏一直被认为是人的生命力之根本所在，肾脏健康则精力充沛、身体好，肾脏疲弱则疾病缠身没精神，在这里，就向大家推荐一种健康的锻炼肾脏的方法——"洗肾"。

所谓洗肾，就是双手自下而上揉搓后腰处距脊椎骨中心3厘米处影响肾脏功能的穴位，揉搓至微微发热即可，在心情舒畅时，进行效果更佳；每日只需进行1次，每次30秒至1分钟皆可，能有效祛除肾脏寒气，恢复身体健康，还能消除赘肉，调节食欲，自主控制暴饮暴食，对塑造身体曲线有很大帮助。

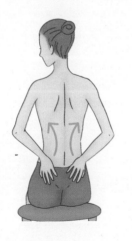
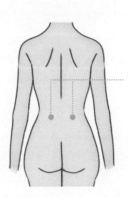

肾俞穴

健康瘦身饮食方法的

5 大基本原则

　　相信很多女性朋友都有过为了减肥而节食的经历，为了苗条身材，只能眼睁睁看着美味的食物摆在眼前却无法下口，殊不知，这样的做法会让身体在不知不觉间积累很大压力，不仅不利于减肥进度，反而会对身体造成伤害。但是，如果按照接下来我们将要提到的原则来进食的话，无须节食也能达到自然瘦身的目的哦！

 其 **1** 选择不会让血糖急剧升高的食物

　　数年前，曾经有人提出吃冰淇淋不会变胖的理论，其理论依据是，虽然冰淇淋中含有大量糖分和脂肪，但是同时也富含蛋白质，即使大量食用也不会使血糖值急剧升高。乍听之下似乎有点道理，但细细推敲之后便会发现，这不过是苍白的狡辩罢了。无论是现代医学还是无数爱美女性的亲自实验，都充分证实，只要大量食用含糖量高的食物，势必会导致血糖的急剧上升，从而引发人体本能反应，释放过量胰岛素以抑制血糖升高，多余的胰岛素则会促进脂肪转化并储存在体内。但凡甜食、谷类（米、面粉）、薯类等食物，都富含大量糖分，一旦食用很容易导致血糖急剧升高，因此最好远离它们。

当然，控制糖分摄入不代表彻底与其划清界限，毕竟糖分是人体的重要能量来源，若必要摄入量不足，就会出现身体疲弱、无精打采等症状。因此，瘦身过程中应选择胚芽米、全麦面粉、绿叶蔬菜作为主食，既能获取生命活动所需糖分，又能避免血糖急剧升高，可谓一举两得。

主食之前先吃副菜

要想控制血糖值，进食顺序很重要，若不管三七二十一看到桌上有菜就一顿狼吞虎咽的话，是很容易胖的。就以日本料理为例，上菜的顺序一般先是冷盘，之后是刺身、烩煮料理、烧烤料理、米饭，最后才是水果；而法国料理的上菜顺序也是大同小异：冷盘、副菜、以鱼肉类为主的主菜、甜点。这样的顺序，最有利于控制血糖，既能使身体摄取必要养分，又能避免肥胖，是最合理的进食顺序。在家庭料理中，也可以仿照这两种料理的上菜顺序，先食用沙拉和绿叶蔬菜，再食用鱼肉、米饭等主食，这样就能有效控制食欲，不会摄入过多容易形成脂肪的食物。笔者就曾使用这个方法，1个月内减掉了2~3千克，非常有效。

其3　　　　　　　　　　细嚼慢咽

　　仔细观察肥胖者的饮食习惯，你会发现，他们绝大部分人都吃得很快，一份食物往往没怎么咀嚼就已被吞入腹中，而且很难感受到饱腹感，即使吃了很多仍要继续进食，从而导致过量饮食引发肥胖。因此，我建议所有想要瘦身的女性朋友们，进食时一定要注意细嚼慢咽，这样一来，即使摄入少量食物也会很容易产生饱腹感。

　　在消化过程中，身体各个器官各司其职，唾液主要负责消化主食中的淀粉，胃液主要负责消化蛋白质，肠道主要负责消化脂肪，若在食用米饭或面包等主食时，速度过快，就会给本来负责消化蛋白质和脂肪的胃肠增加负担，损害内脏功能。因此，进食过程中最好细嚼慢咽，这样不仅能保护消化器官，还能让食物先后经由唾液中的消化酶及胃中的胃液充分消化吸收，有效遏制肥胖的产生。人们常常说"多吃糙米能帮助减肥"，其实不仅是因为糙米中富含的粗纤维能刺激肠胃促进排泄，还因为糙米质地很硬，必须通过反复咀嚼才能吞下，反复咀嚼加排便通畅双管齐下，自然能达到减肥的效果。

　　另外，细嚼慢咽的好处还不止于此。大家都知道，食品安全问题是当下困扰我们的一大难题，有的食物中含有添加剂、农药、防腐剂等致癌物质这一事实早已屡见不鲜。虽然法律规定这些有害物质含量不得超过国家标准，即便如此我们仍然不敢掉以轻心。而根据前段时间的某项科学研究报告显示，若在进食时咀嚼食物 30 次，就能将食物中可能含有的食品添加剂或是农药等有害成分中 90% 的毒性去除掉，极大地降低了人们需要面临的食品安全风险，无疑是一个颇为振奋人心的好消息。

　　除了能去除食物中的有害添加剂，咀嚼次数越多，对脑神经的刺激就越强，能充分促进大脑运转，防止大脑老化，因此建议大家在进食时至少要咀嚼 30 次，最好能将次数上升到 50 次以上为最佳。

切忌过量饮食 其4

　　日本医学认为，人体排泄废物比摄入养分更重要，而排泄的整个过程对人体而言其实是相当耗费能量的工程，如果再暴饮暴食的话，会导致胃肠超负荷运作，别说顺利排泄，就连充分消化吸收食物都会变得困难，摄入的过多能量也会促使脂肪囤积，损害身体健康。那么，怎样的饮食量才不算是过量呢？曾经有很多人问我，按照一日三餐的标准，很多时候往往到了饭点肚子却还不饿，这样算不算过量饮食呢？答案是肯定的，在尚未感到饥饿的状态下摄入食物，确实会加重胃肠负担，从而引发肥胖。本来，一日三餐的概念，就是专门针对体力劳动者而制定的，他们由于需要长时间从事重体力劳动，对能量的摄入量自然需求较大；可如今随着时代发展，越来越多的人都已转型为脑力劳动者，只需借助一台电脑便可完成一天的工作，这样的人群，其实每日只需两餐便已足够。

　　值得注意的是，有许多人喜欢在加班结束以后吃一顿宵夜，这样也会加重胃肠负担，容易引发肥胖，因此，晚上还是尽可能少吃宵夜，让胃肠得到充分休息比较好。

其5 切忌带有负面情绪进食

　　相信很多人都有过这样的经历，当心情不好或压力太大时，进食过程中会不由自主地吃下远比平时多得多的食物，特别是甜食，吃饱之后产生的满足感能很大程度上缓解心情或是压力，也就是大家常说的"化悲愤为食欲"。然而，在大量摄入甜食后，甜食所含糖分虽然能迅速转化为能量，但与此同时体内的维他命和矿物质也会被消耗，使得身体在短暂的精力充沛后陷入疲弱状态，还会助长脂肪在体内的囤积。因此，在瘦身过程中，万万不可带有负面情绪进食。一旦陷入负面情绪的泥沼，哪怕是小点心和各种零食都很容易让人产生精神上的愉悦感，一旦开始食用嘴巴就很难停下来，为日后赘肉的增长埋下种子，实乃减肥的大敌之一。因此，若出现负面情绪，就要通过其他手段转移注意力，也可以通过按压相应穴位（参照 156~158 页）来控制食欲，还请务必一试哦。

食用与自身体质相符的食物乃瘦身上策

* * *

　　了解正确的瘦身饮食方法之后，接下来就让我们进一步来研究食物的性质吧。在瘦身过程中，食用有益于自身体质的食物，不但能有效控制瘦身反弹，还能调整肠胃及全身的健康状态，对身体大有裨益。

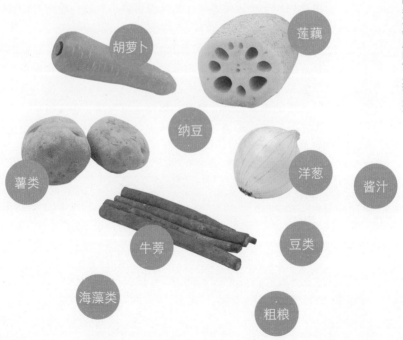

胡萝卜

莲藕

纳豆

薯类

洋葱

酱汁

牛蒡

豆类

海藻类

粗粮

Course **3** 不做美食的奴隶，怎么吃都不会胖的健康瘦身法！

149

　　自古以来就以大米和粗粮为主食的日本人，肠道需要花更多的时间来消化吸收富含纤维素的食物，日积月累，肠道长度较之以肉类为主食的西方人来说更长。另外，由于日本四面环海，日本人多以海藻类、鱼类、胡萝卜之类的根茎蔬菜为食，换言之，日本人的肠道比较适合消化吸收纤维素，而摄入的食物纤维能有效保护肠道健康；若长期食用肉类或牛奶，会导致过量动物蛋白滞留于肠道之中难以消化，肠道内微生物无法正常发挥作用从而引发小肚腩、腹泻等症状。

　　食用对肠道有益的食物，还能增加肠道内有益菌的生长，减少有害菌滋生，消除便秘症状，防止毒素在肠道内堆积，预防各类疾病，从而达到健康瘦身的目的。除了含大量纤维素的糙米、五分糙米、粗粮、豆制品、根茎蔬菜、海藻类之外，酱汁及纳豆等日本传统发酵类食物对肠道健康也能起到积极作用。

阳性体质者应食用阴性食物，
阴性体质者应食用阳性食物

日本医学指出，阳性体质者食用阴性食物，阴性体质者食用阳性食物，能有效调整身体功能。通常来说，体型矮胖，脖子较粗者属于阳性体质，这类人由于肥胖的关系，看上去就很像脑中风及心脏病的高发人群；而身材瘦削，面色苍白，脖子较细者，一般属于阴性体质，看上去一副病怏怏的样子，给人一种罹患贫血症的印象。

以对蔬菜和水果来说，区分它们的阴性与阳性很简单：向地面下生长的根茎蔬菜属阳性，向地面以上生长的绿叶蔬菜属阴性。若是以人体肚脐位置比作土地表面的话，食用向下生长的阳性食物，摄取的能量就会流入下半身温养脚部。若脚部寒凉者还食用阴性食物，就会导致脸部上火，引发粉刺及痘痘。

古语有云："寒从脚底起。"对女性朋友及体虚怕寒、有贫血症状的人来说，要更加注意脚部保暖，多吃阳性根茎蔬菜。身体暖和了，人体免疫力也会提高，瘦身自然也会事半功倍。

阴性阳性食品

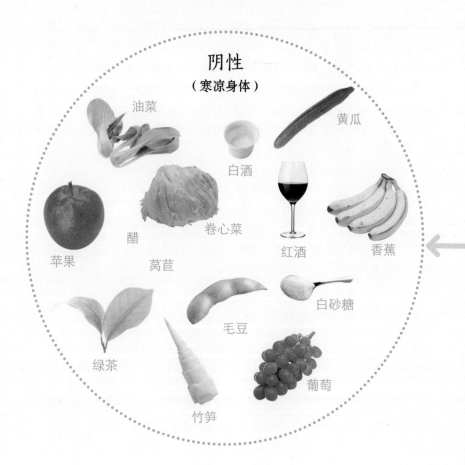

阴性
（寒凉身体）

油菜

黄瓜

白酒

卷心菜

红酒

香蕉

苹果

醋

莴苣

白砂糖

毛豆

绿茶

竹笋

葡萄

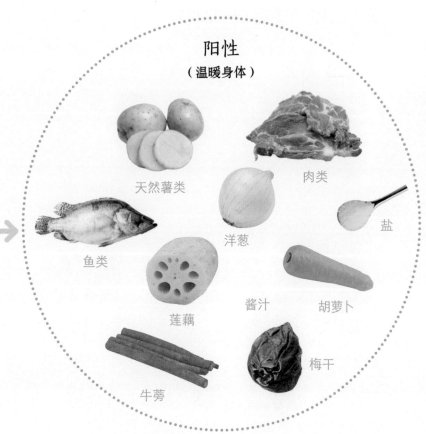

阳性
（温暖身体）

天然薯类

肉类

洋葱

盐

鱼类

莲藕

酱汁

胡萝卜

牛蒡

梅干

按压控制食欲的穴位

你最近是否为饮食过量而苦恼呢？是否因压力太大而猛吃甜食呢？别担心，在双手空闲时或是心血来潮时就按压这几个穴位吧，不仅能平复心情，还能消除饥饿感，轻松简单达到控制食欲的效果。

心情烦躁想要暴饮暴食的时候

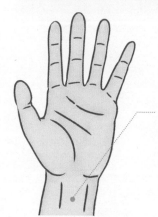

内关穴

（位于手腕下方三指宽处）
用另一只手的拇指按压穴位。

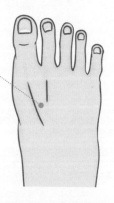

太冲穴

（手指从拇趾和足第2趾间的骨骼处贴合脚面沿脚踝方向移动，被骨骼顶住处即为穴道位置）

单手拇指按压穴位，再用双手拇指交叠按压穴位。

按压方法	按压时力度适宜即可，缓缓按压并松手，5~6次后换另一只手或脚重复上述动作。

肚子饿想要大吃大喝时

内庭穴
（位于足第2趾和中趾间凹陷部分略上部）

单手拇指按压穴位，再用双手拇指交叠按压穴位。

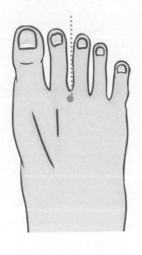

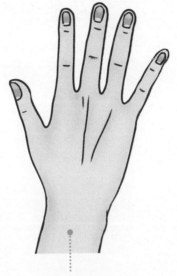

支沟穴
（位于手背手腕下方三指宽处）

用另一只手的拇指及中间三指按压穴位。

丰隆穴
（位于脚踝与膝盖中部肌肉最结实处）

单手拇指按压穴位，再用双手拇指交叠按压穴位。

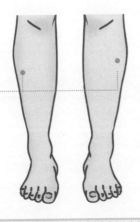

按压能消除水肿的穴位

若体内代谢不畅导致体内淤积水分，身体就会出现水肿，按压下列穴位能有效改善水肿症状。

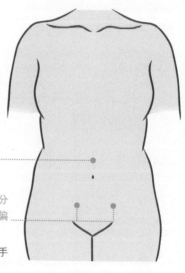

水分穴

（位于肚脐上方约2厘米处）

以中指为中心，单手中间三指按压穴位（双手也可）。

气穴

（肚脐与耻骨间距五分之三处，再从中心左右偏离1厘米即为穴道所在）

以中指为中心，双手中间三指同时按压穴位。

按压
方法
　按压时力度适宜即可，缓缓按压并松手，5~6次后换另一只手或脚重复上述动作。

平躺！按压！轻松瘦身！
身体烦恼全丢掉！

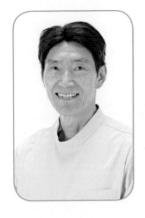

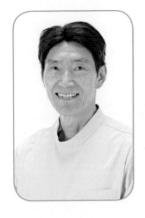

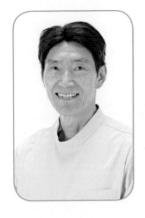

福辻锐记

　　ASUKA 针灸治疗院院长、中日治疗医学研究会会员，出生于奈良县，从日本大学艺术部毕业后转投东洋医学专科学校继续深造，毕业后致力于针灸美容技术的理论研究，融合脊椎神经医学及整骨术的精髓，开创了美容针灸这一新领域，同时也是"揉耳瘦身法"的创始人，并在瘦身、美容、养生等领域以撰稿人身份活跃于电视荧幕上，著有《揉压肾脏，健康百分百》《躺着也能瘦！骨盆枕瘦身秘籍》《揉压腹部，疾病远离我》等多部作品。

AKI（模特）

　　专职瑜伽教练、普拉提教练，师从成濑贵良、千叶丽子学习瑜伽，同时作为舞者参与各种演出活动并活跃于电视荧幕上，曾在纽约学习现代舞及普拉提，如今以东京都为中心，作为健身俱乐部及瑜伽馆教练进行各项活动，曾在东日本大地震复兴公益活动中于宫城县仙台市进行慈善授课。
http://yoga-aki.com/Welcome.html

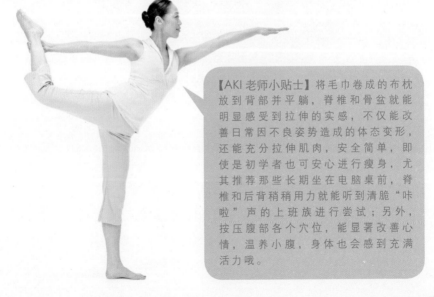

【AKI 老师小贴士】将毛巾卷成的布枕放到背部并平躺，脊椎和骨盆就能明显感受到拉伸的实感，不仅能改善日常因不良姿势造成的体态变形，还能充分拉伸肌肉，安全简单，即使是初学者也可安心进行瘦身，尤其推荐那些长期坐在电脑桌前，脊椎和后背稍稍用力就能听到清脆"咔啦"声的上班族进行尝试；另外，按压腹部各个穴位，能显著改善心情，温养小腹，身体也会感到充满活力哦。

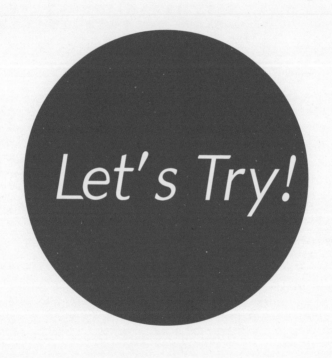